# 도가명상수행파

## 道家冥想修行波

장재이 · 최종균 · 김영섭 지음

鮮文大學校

# 서 문

현재 시중에는 요가, 단(丹), 그리고 호흡법과 같은 명상계(瞑想係)의 심신 수행법이 널리 알려져 있다. 그러나 그 수행의 깊이가 매우 한계성을 가지고 있으며, 정확한 수행지도가 이루어지고 있지 않아, 자칫하면 오히려 건강을 해치는 극악한 지경에 이르는 경우가 많다. 이러한 경우의 대부분은 잘못된 수행상식과 가벼운 수행의 경험으로 타인을 지도하여, 그에 따른 영리를 추구하는 얄팍한 상업주의에 기인하는 경우가 대부분이다. 이러한 경우 소위 기병(氣病)의 나락에 떨어져 심신을 모두 망쳐버리는 치명적인 상태에 이르는 경우가 빈번하다. 다시 말해서 호흡법과 같은 명상계의 심신수행법은 인간의 육체와 정신뿐만 아니라 생명까지 앗아갈 수 있는 매우 위험한 수행임을 깊이 명심해야 한다.

따라서 명상계(瞑想係)심신 수행법은 스스로가 깊이 체휼(體慄)된 경험을 가지고 타인을 지도해야 하며, 특히 내가호흡(內家呼吸)과 같은 깊은 호흡은 충분한 수행과정과 수련단계에 따른 점진적인 수행방법과 지도가 필요하다.

이러한 내가호흡 중, 도가(道家)에서 행하는 수련법으로는 도인(導引), 양생(養生), 호흡법(呼吸法)등이 있다. 또한 도가(道家)에서는 이 외에도 독특한 외가수행법(外家修行法)이 존재하여, 내·외가의 양면이 모두 유기적인 수련체계를 이루고 있다. 특히 내가 호흡수행은 지금까지 엄격한 일자상전(一子相傳)의 전승체계 속에서 이루어져 왔으며, 엄중한 격식에 의해 지금까지 일맥(一脈)을 이루어 왔다.

이러한 내가호흡 수행법(修行法)을 일반인(一般人)들에게 공개하여, 많은 사람들이 생활 속에서 심신(心身)을 닦아 과도한 스트레스와 긴장으로부터 스스로 몸을 치유(治癒)할 수 있는 자연치유요법(自然治癒療法)을 전하고자 한다.

전술한 바와 같이 도가명상수행파(道家冥想修行波)의 수련체계(修練體系)는 도인법(導引法)과 양생법(養生法), 호흡법(呼吸法), 그리고 신체를 단련 할 수 있는 수련법인 연무(鍊武)와 연공(鍊功)으로 구분되며, 호흡법수련(呼吸法 修練)에 있어서는 탕세(蕩洗)와 같이 신체를 정제(淨濟)하여 수련하는 수련법이 있다.

특히 탕세(蕩洗)는 내가호흡법(內家呼吸法)수련을 통해 신체 내의 탁한 기운(氣運)을 씻어내고, 연공(鍊功)과 더불어 신체 내에 쌓인 노폐물과 같은 탁한 것을 씻어내는 수련(修練)을 의미하며, 이러한 탕세(蕩洗)과정을 통하여 비로소 완벽하게 신체를 정화 시킬 수 있다.

내가호흡(內家 呼吸)을 연공 할 때에는 필수적으로 황토방(黃土房)과 한옥(韓屋)으로 도관(道館)을 지어 수련하는 것을 원칙으로 하여, 외가수련(外家修練)과 구별 하여 수련하도록 한다.

내가호흡(內家呼吸)의 수련(修鍊)시설에는 반드시 옥(玉)과 숯 그리고 황토(黃土)를 섞어서 바닥과 벽을 바른 후에 실내의 기운(氣運)을 정화하도록 한다. 특히 가장 명심해야 할 것은 수련장의 실내 온도이다. 실내의 온도는 인간이 생명을 잉태하는 몸의 온도이며, 일반적인 인체의 체온(體溫)인 36.5도 보다 0.5도가 높은 37도로 실내를 덥혀서 하여야 한다. 이와 같이 태식호흡법(胎息呼吸法)을 수련할 때는 실외에서 하는 것이 아니라 실내에서 연공(鍊功)하는 것이 바람직하며, 이때 태식(胎息)호흡이란 모태호흡(母胎呼吸)을 의미하는 것으로 곡옥(曲玉)의 형상과 같은 것이다.

인간의 신체는 그 기운(氣運)이 쇠잔해지는 60歲 전후로부터는 대지(大地)가 마르는 것과 같은 형상이 되기 때문에, 이때부터 다시 원점으로 돌아가 모태호흡(胎息呼吸)을 하게 되면 메마른 대지에 다시 생명력을 불러일으키는 형상이 된다. 또한 인간은 스스로가 이성(異姓)과의 깊은 정신적인 교감(交感)과 수련(修練)을 할 수 있는 이완법(弛緩法)이 잠재되어 있으며, 이러한 수행법(修行法)은 성인들이 배워 삶의 기쁨과 사랑의 충만감을 정신적으로 교감할 수 있다.

자연치유요법(自然治癒療法)을 수련할 때는 자연환경이 무엇보다 중요하며, 자연환경에 맞추어 수련과 연공시설을 설치하고, 도원(道院)과 분원(分院)의 환경도 자연환경과 맞추어 시설을 갖추는 것이 중요하다. 내가호흡과 연공에는 다양한 시설이 필요하며 이러한 시설은 오랜 수련기간을 통해 정식으로 연무와 연공을 수련한 사람만이 할 수 있는 호흡교육이라고 할 수 있다.

이 책의 구성은 내가호흡의 입문과정과 용어와 의미, 그리고 올바른 호흡수행법에 대해 설명하였으며, 이를 통한 올바른 내가 호흡수행방법을 설명하였다.  다음 장에는 외가수행법인 경혈타통법(經穴打通法), 팔금가(八金歌), 궁정팔영(弓井八影), 도인13세(導引13勢)와 같은 연공법과 침향(枕香)을 피워 심신(心身)의 긴장을 이완시키는 수련법에 대하여 설명하였다.

다음 장에는 도가명상 수행파의 수행과정과 도가밀종(道家密宗)의 정의와 수행에 관하여 설명하였다.

또한 가장 명심해야 할 부분은 위에서 설명한 올바른 도가명상수행파를 수행하기 위해서는 이를 구성하는 내가호흡법과 외가수행호흡법, 그리고 침향을 통한 수행법 등은 정식적인 입문과정과 연공을 깊이 수련한 수행자만이 타인의 수행을 지켜볼 수 있으며, 이러한 일련의 연공수련을 통하여 체휼(體恤)된 수행자만이 그 깊이와 묘리(妙理)를 터득할 수 있다는 것이다.

이에 저자는 문중에서 고대로부터 오랫동안 비밀리에 오직 극소수의 적전제자들에게만 전해져 내려오던 도가밀종(道家 密宗)의 오묘하고 비밀스러운 공부(工夫)를 전 인류의 행복을 위하여 널리 알리고자 도가명상수행파(道家冥想修行波)라고 개칭하고 이를 보급하고자 한다.

2008년 4월 저자

# 목 차

## 도가명상수행파(道家冥想修行波) · 향기공(香氣功) - 修行篇

# 그림 목차

# Ⅰ. 내가호흡 입문(內家呼吸入門) -入門篇

## 1. 양생법과 호흡법

양생법과 호흡법에서 전승되고 있는 호흡수행과 도인법(導引法)등은 몸을 바르게 하고, 정(精)을 기르며, 정신을 수양(修養)하는데 그 목적이 있다. 이중 어느 하나에도 편중되게 하는 법이 없고 자연과 순응하며 몸을 조화롭게 가꾸는데 그 의(意)가 있다고 하여도 과언이 아니다. 특히 이러한 내가호흡 중에는 진원(眞元)을 중요시하는 내단파(內丹派)가 있지만, 현재 일반사회에서는 이러한 내단(內丹)을 올바르게 형성시키는 호흡일가(呼吸一家)는 찾아보기가 어렵다.

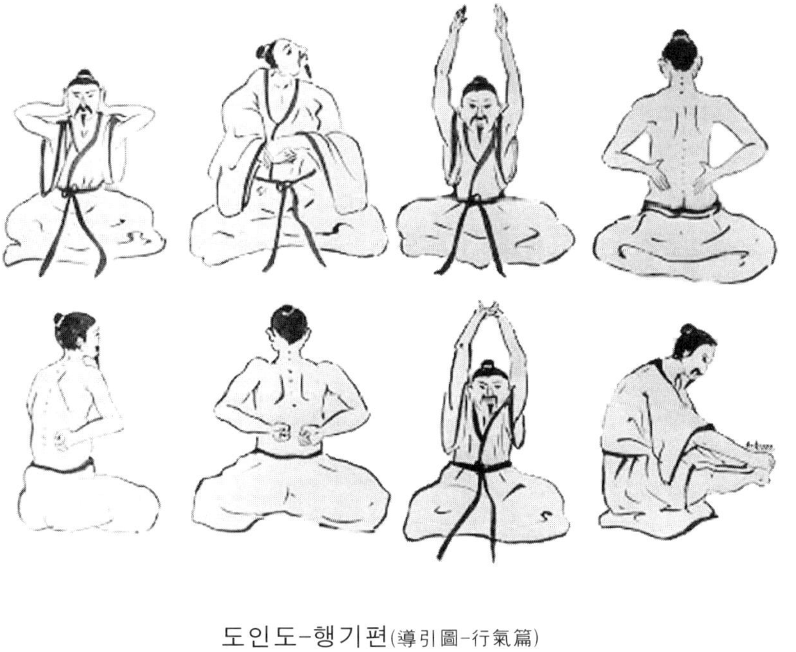

도인도-행기편(導引圖-行氣篇)

현재 많은 곳에서 단(丹)을 강조하고 공부(工夫)하려는 단체와 수행처가 있지만 대부분이 신비주의에 함몰되어 그 가치를 스스로 폄하시키는 안타까운 현실에 놓여 있다. 호흡수행법(呼吸修行法)은 진리(眞理)를 구현하는 인내의 여정이다. 양생과 도인, 호흡 수행 등은 기(氣)를 보양하고 몸을 건신(建身)하며 고요함을 지키는 것에 그 대의를 짐작할 수 있다.

특히 기를 수양하고 공력(功力)을 쌓는데 그 뜻을 둔 수행자들은 몸을 편안히 하고 기(氣)를 충만케 보양(保養)하며 가벼이 좋아하거나 노하지도 않으며 사지(四肢)의 관절을 이완시키고 몸의 신체를 편안히 하여 양생의 화두로 삼는 것이 바람직한 수행자의 자세이다.

### ◇외가 도인법(外家 導引法)

외가(外家) 도인법(導引法)은 신체(身體)의 사지를 호흡에 맞추어 잡아당기고 늘려 관절을 이완(弛緩) 시키는 유연체조(柔軟體操)로서 신체(身體)를 다스리는 체조운동(體操運動)이라 할 수 있다. 불로장생(不老長生)을 갈망하던 많은 사람들이 건강장수(建康長壽)의 수단으로 닦던 수양법(修養法)을 도인(導引), 안마(按摩), 토납(吐納), 태식(胎息), 내단(內丹), 외단(外丹), 양생법(養生法)등으로 설명한 기록이 지금까지 전해지고 있다.

### ◇내가 호흡법(內家 呼吸法)

내가(內家) 도인법은 호흡법(呼吸法)을 중심으로 신체의 중심에 단(丹)을 형성하는 내단파(內丹派)를 말한다. 내가호흡법은 진원(眞元)을 닦아 수양(修養) 하는 것이 그 목적이며 진기(眞氣)의 그릇을 형성하여 가장 먼저 단(丹)을 채우고 신체(身體)를 수양(修養)하며 세수(洗修) 하는데 그 대의(大意)가 있다. 특히 내가(內家)에서는 전인교육(傳人教育)을 목적으로 전수(專修)하고 있다.

## 2. 호흡의 변화 -냉기(冷氣)와 온기(溫氣)

오늘날 많은 곳에서 기(氣) 수련을 하는 수련자들 중에는 기(氣)가 상기(上氣)한 나머지 무기력증을 호소하는 경우가 많다.

호흡이란 찬 기운과 더운 기운으로 나눈다. 일반적으로 우리가 호흡을 한다는 의미는 몸 밖의 찬 기운을 흡입하고, 몸 안에 있던 더운 기운을 배출 하는 것을 의미한다.

우리 신체 내부에는 더운 기운과 차가운 기운을 스스로 조율을 하며, 신체의 밸런스를 조율하여 신진대사를 원활하게 하여 건강을 유지시키고 있다. 이중 어느 한쪽으로 기가 편중 되게 되면 바로 신체에 이상을 일으키게 된다. 특히 호흡이 거칠어지게 되면 신체에 무리가 오게 된다. 다시 말해서 우리 몸은 찬 공기가 들어와 자리하게 되면 만병의 근원이 된다. 즉 공기에는 더운 공기와 찬 공기 그리고 맑은 공기와 탁한 공기로 나누어진다.

사람의 몸은 찬 공기가 들어오면 맑고 시원하기도 하지만 몸의 요소가 닫히는 형국이 되며, 이와는 반대로 더운 곳이나 뜨거운 공기가 몸에 들어오게 되면 몸의 모든 요소는 활짝 열리게 되어 몸이 펴지는 것을 느낄 수 있다. 그러나 너무 갑자기 뜨거운 공기가 몸 안에 들어오게 되거나, 장시간에 걸쳐 뜨거운 공기가 들어오게 되든가, 가슴이 답답하다거나, 숨이 차오르거나, 얼굴이 붉게 달아  오르는 것과 같은 증상을 호소하는 경우가 많다. 또는 너무 차가운 곳에서 수련을 하여 냉병(冷病)을 앓는 수련자들이 많이 있다.

이러한 수련자들은 기병(氣病), 혹은 호흡병(呼吸病)으로 불리는 환자들로서, 눈부신 발전을 거듭하고 있는 현대 의학으로도 고칠 수 없는 경우가 많다.

달마대사가 9년 면벽수행을 통하여 도(道)를 깨우쳤다는 일화는 우리에게 너무나 유명한 일화다. 그러나 동굴에서의 수련은 기(氣)를 수련하는 수련자가 가장 피하여야 할 기운인 냉기와 습기, 그리고 음기가 가득 차 있는 것을 의미한다. 그러므로 면벽수행을 하는 장소가 빛이 들거나 화로(火爐), 혹은 보온이 되는 시설이 없는 곳에서의 기(氣)수련은 절대적으로 피해야 한다. 그리고 어떤 산의 바위나 계곡에서의 기를 수련하는 것 또한 냉기와 습기, 음기의 절대 요소를 갖추고 있기 때문에 이곳에서의 호흡 수련은 피하여야 한다.

냉기가 우리 몸 안에 자리를 잡게 되면 모든 만병의 근원이 되기 때문에 이를 엄히 피하여야 한다. 특히 기를 수련하다 병을 얻게 되면 약도 없고, 원수를 진 사람에게는 동굴과 같은 냉기가 많은 곳에서 호흡수련을 시키라는 말 이 있다.

이렇듯이 기를 수련함에 있어 올바른 수련과 올바른 지침은 구하기도 어렵거니와 인연이 닿아 수련을 하게 되더라도 바르게 공부해야만 한다.

일반적인 호흡법 수련은 넓은 실내에서 신체를 잡아당기고 늘리는 유연체조와 더불어 하는 호흡법과 같이 자연 호흡을 많이 하게 된다. 그러나 이러한 호흡법은 몸 안에 축기(畜氣)가 되는 호흡법이 아니라 신체근력운동에 필요한 자연호흡으로 신진대사를 활성화시키는 호흡 방법이다.

호흡법에는 네 가지의 호흡이 있다. 첫 번째는 코로 들여 마시고 입으로 내쉬는 호흡, 두 번째는 코로 들여 마시고 코로 내보내는 호흡, 세 번째는 급하고 강하게 하는 호흡, 네 번째는 편안하고 안정되게 하는 자연호흡이다.

일상생활에서 인간은 어느 한 부분에 집중을 하게 되면 순간적으로 호흡이 멈추는 현상을 느낄 수 있다. 이렇게 짧은 변화 속에서도 인간의 신체는 스스로 신체에 필요한 산소 공급과 절제를 통해서 호흡의 조화를 이루게 된다. 인간의 신체는 극히 짧은 호흡 속에서도 냉기와 더운 기를 절제하여 배출하는 능력이 있다. 이러한 능력은 이미 체내의 온도변화를 호흡만으로도 다스릴 수 있다는 것을 의미하며, 이러한 능력은 인간의 호흡만으로 신체이상을 치유할 수 있다는 점을 의미하는 것이다. 더울 때와 추울 때 필요한 에너지를 호흡을 통하여 신체를 조율하고 다스릴 수 있다는 것이 호흡수련을 통한 다스림이다.

## 3. 도인법(導引法)과 수양법(修養法)

도인법(導引法)은 인류의 오랜 시대를 거쳐 전통으로 계승되어온 신체문화이자 건강법(健康法)이다. 인간은 본능적으로 서있기 힘들 때는 스스로 다리를 주무르게 되고, 오랫동안 앉아 있다 보면 근육이 수축되고 긴장되어 두드리고 주무르게 된다. 또한 오래 걸음을 걷다 보면 다리가 아파서 스스로 발바닥을 펴고 주무르게 된다. 그리고 오랫동안 허리를 숙이고 있다 보면 스스로 허리를 펴고 손으로 두드리게 된다. 이러한 본능적인 신체의 반응·동작이 바로 안마법이며 몸을 두드리고, 펴고, 주무르는 운동이 자연적으로 발생하여 체계화된 것이 도인법(導引法)이다.

실제로 도인법이라 규정 할 수 있는 것은 신체사지를 보다 과학적으로 펴고, 앉고, 잡아당기고, 밀고, 접고, 두드리고, 마사지를 하는 행동반경을 각각의 신체부위에 맞게 운동을 시켜주는 것을 말하며, 이는 인류의 시원부터 이어온 전통이라는 것이다. 그러므로 사람들이 실생활 속에서 몸을 세수(洗手)하고 탕세(湯洗)를 하며 심신(心身)을 닦는 방법은 고대로부터 전해져오는 건강법으로 지극히 오랜 고대로부터 도인법을 하는 도인이나 선비, 몸을 수양하는 수련자들에게 자연스럽게 계승되고 체계화 되어 왔음을 의미한다.

예를 들어 "찬 기운을 들이쉬고 탁한 공기를 내쉬며, 더운 공기를 토(吐)하고 신선한 공기를 마신다."는 호흡법과 "곰이 나무에서 매달리거나 새가 두 다리를 펴듯이 하는 도인법과 유연체조를 하여 스스로의 몸을 다스리는 법이 있다."와 같은 신체건강법이 전해지고 있다. 이렇듯이 이미 옛 선인들은 도인법(導引法)과 호흡법(呼吸法) 등을 통하여 스스로의 건강을 지켰으며 이러한 건강관리의 연장선상에서 무병장수를 기원하였다.

무릇 사람은 기(氣)속에 있고, 기(氣)는 사람 속에 있다고 한다. 양생법과 기를 수양하는 방법을 터득한 선인들은 천지만물이 모두 기(氣)로부터 발생하고, 선기(仙氣)를 흡입하여 양기(陽氣)를 북돋워, 바른 몸과 바른 정신을 거두는 방법을 일찍이 몸으로서 자각했다.

그러므로 기를 수양(修養)하는 방법을 잘 아는 수련자는 안으로 나의 몸을 건강하게 하고, 밖으로는 탁하고 나쁜 기운을 물리쳐 스스로의 몸을 다스리고 치유(治癒)하는 능력을 키워 건강한 심신을 다스리는 수행을 하는 것이다.

사람이 이 세상에 태어난다는 것은 천지간의 기를 타고 태어난다. 즉 기는 우리 인체의 가장 소중한 진원(眞元)이며 곧 진기(眞氣)인 것이다. 그러므로 선인들은 기를 인체의 중심축으로 보았으며, 그 기를 배양하고 보전하는 것이 선인들이 꿈꾸던 불로장생의 길이었다.

다시 말해서 진정한 호흡의 의미는 맑고 신선한 기를 몸속으로 들이고, 몸속에 있던 오래되고 탁한 기를 토해내는 것이 호흡법의 기본이다. 이러한 호흡을 통해서 생기를 흡입하고 탁한 기운을 배출하는 것은 일반적인 들숨호흡이며 자연호흡법이다

한편 선인들은 이러한 호흡을 통하여 기를 배양하고 보전하여 깨달음을 구현하기 위한 노력으로 많은 수양법을 고안하였다. 이러한 수양법은 심신을 닦는 방법으로 도가(道家), 유가(儒家), 불가(佛家), 민가(民家), 무가(武家) 등외에도 수행단체와 파(派)가 다르면 그들의 행(行), 공(功) 방법 또한 상이하게 다르다. 하지만 보편적으로 수행(修行)을 하는 방법으로는 묵정(默靜), 행(行), 주(住), 좌(坐), 와(臥) 등의 수행방법과 각 파벌과 문중(門衆)마다 다른 독특한 수양법 등이 전해지고 있다.

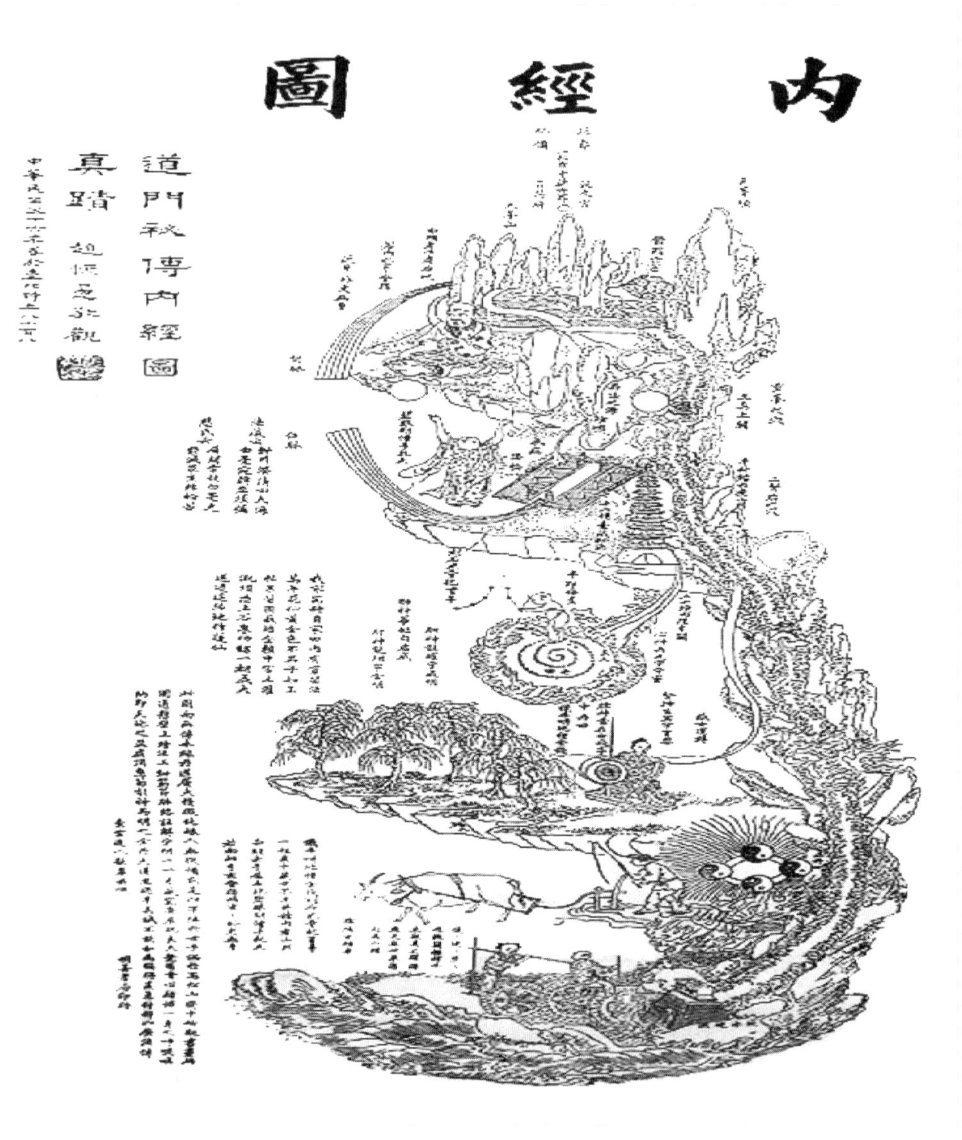


## 4. 정좌(正坐) 수행법과 종류

호흡수행을 하게 되면 일반적으로 흐르는 맥박의 자장(손안에 전달되는 느낌의 피장)이 5배 이상 고조된다. 그러므로 호흡수행을 지도하는 자는 끊임없이 수행자가 올바른 호흡수련을 하고 있는지 알 수 있으며, 자칫 잡념과 같은 다른 행동을 하는 경우 올바른 호흡이 될 수 있도록 이끌어 주어 수행에 막힘이 없도록 해야 한다. 구체적으로 설명하면 수행자가 호흡수행을 할 때 수행자의 신체부위 어느 곳이라도 특정부위에 손을 대고 몸에서 일어나는 자장의 맥을 잡아 바르게 수행을 하도록 이끌어 주는 것을 말한다.

이 현상은 기차가 출발을 하여 천천히 움직여 나가다가 일정한 속도가 되면 가속도가 붙게 되어 빨리 달리는 것과 같은 이치이다. 호흡수행 중에 일어나는 이 자장은 끊임없이 윤(輪-둥근 형태의 테두리)을 형성하여 폐기(廢氣)를 밀어내는 역할을 한다. 즉 윤이 형성되어 체내로부터 외부로 폐기를 밀어내는 현상은 호흡 수행에 있어 가장 중요한 요소이므로 주의 깊게 살펴보아야 한다. 이때 태양혈(太陽穴)과 명문혈(命門穴)로부터 체내에 축적된 폐기(廢氣)가 나오게 되며, 그 모습이 마치 여자들이 가지고 다니는 구슬(구슬지갑형태-이슬이 맺히는 형상)형상으로 알알이 맺히는 모습으로 땀방울이 나타나게 된다.

정좌수행에서 나타나는 윤(輪)에 대하여 살펴보면 우선 자세를 바르게 정좌하여 왼발을 오른발 위에 포개어 놓고 허리를 바르게 하여 앉는다.

이때 양손은 엄지손가락을 손바닥 안쪽으로 하여 인지와 나머지 손가락 전부를 가볍게 쥐고 반 주먹 상태로 하여 양쪽 무릎 위에 살며시 포개어 놓는다.

허리는 바르게 펴고 고개를 살짝 앞으로 숙인다. 이때 두 눈은 살며시 감는다. (눈을 감는 이유는 떠 있는 눈으로 사물의 형상이나 움직이는 물체와 주변으로부터 마음을 빼앗기지 않으려는 것이다.)

혓바닥을 입천장에 바짝 붙여 입을 통해 호흡이 들어오고 나가지 못하도록 한다. (혓바닥을 입천장에 붙여놓고 숨을 불어 뱉어 보자. 입 밖으로 숨결이 나갈 수도 없고 들어 올 수도 없는 것을 바로 알 수 있다. 이렇듯이 혓바닥을 붙이는 이유는 입으로 숨결의 들어오고 나가는 것을 막기 위함이다.)

호흡 수행을 할 때에는 코로만 호흡을 하며 호흡의 강도는 미미하게 하여 코 구멍 앞에 깃털을 갖다 대어도 깃털의 움직임이 없어야 한다. 즉 미미한 호흡이 중요하다는 것을 의미한다. 처음으로 호흡 수행을 하는 자는 의식을 편안히 하고 삼 호흡을 하여 몸의 긴장을 이완 시킨다. 호흡이 바르게 되면 명상으로 입정한다. 자신과 호흡, 그리고 기(氣)가 삼위일체화 되어야 올바른 입정(入靜)에 들어갈 수 있으며 올바른 수행이 된다는 것을 명심해야 한다.

## 1) 정좌(正坐) 호흡 수행법

◇ 정좌(正坐) 호흡 수행 법(바르게 앉아서 하는 수행 법)

◦ 호흡명상의 방법으로 정좌하여 호흡명상을 한다. 호흡명상에서 정좌 수행을 할 때는 심신을 바르게 하여 삼 호흡을 한다.

◦ 의식으로 들어오는 호흡을 보며 관(觀)한다. 들어오는 호흡을 단전으로 이끌어 내리며 주시한다. 이때 회음을 의식으로 끌어당기어 단전으로 내려오는 호흡의 첫 자리와 상충(相衝)시킨다.

◦ 상충이 되면 호흡을 끊고 정지상태로 마음의 평정심을 유지 한다.

◦ 이렇게 하여 정좌 수행법을 수행한다.

## 2) 평좌(平坐)호흡 수행 법(의자나 평상에 걸 터 앉아 하는 수행 법)

◦ 앉기에 좋은 높이의 의자나 평좌를 준비 한다. 의자의 높이는 의자에 걸 터 앉았을 때 두 무릎과 90도 직각의 위치를 확보 하여 편안하게 앉는다.

◦ 이때 허리는 바르게 곧추세우고 앉으며 두 무릎은 어깨넓이의 넓이로 하여 바르게 앉는다. 이때 두 눈은 살며시 감는다.

◦ 입술은 지긋이 닫고 혀를 입천장에 붙이고 호흡이 들어오고 나감을 막는다. 처음으로 시작을 할 때는 삼 호흡을 하여 몸의 긴장을 이완 시킨다.

◦ 이 수양법은 아침 햇볕이 가장 뜨거울 때인 10시경과 오후 2시경에 햇볕이 잘 들어오는 양지 바른 곳에서 바람을 등지고 하는 수양법으로 편안히 의자나 평좌에 기대어 명상과 호흡 수행을 하면 마음과 몸의 긴장을 이완시키고 원기회복에 많은 도움이 되는 호흡법이다.

◦ 특히 심신이 허약한자나 병치레를 한 환자가 하기에 매우 좋은 호흡법이다.

## 3) 복식(伏式)호흡 수행 법(배로 하는 수행 법)

◦ 정좌를 한 자세로 심신을 바르게 하여 복식 호흡을 한다.

◦ 호흡을 들여 마실 때는 물이 밀려들어 가듯이 깊은 호흡으로 단전으로 유도한

다. 이때 의식으로 회음을 당기어 지문을 닫아 복부가 팽창하게 한다.

◦ 호흡이 복부에 가득 차게 되면 정지상태로 삼을 멈추고 서서히 내쉰다. 이때 내쉬는 호흡 소리가 들리지 않도록 잔잔하게 내 쉬어야 한다.

◦ 팽창되었던 복부의 호흡이 빠져나갈수록 배를 수축 시키어 장(臟)이 전부 움직여 등 쪽으로 바짝 밀착 시킨다. 이때 나가는 호흡과 맞추어 천천히 무리 하지 않도록 하여 진행시킨다.

◦ 이 호흡을 수양하게 되면 들어오는 호흡에 몸의 기운이 부상하게 되고 내쉬는 호흡에 몸이 수축이 되는 것을 느낄 수 있다.

## 4) 측와선(側臥仙) 호흡 수행 법 (옆으로 누워 하는 수행 법)

◦ 수양자는 편안히 측으로 눕는다. 이때 자세는 왼쪽 손으로 왼쪽 머리 귀 뒤 쪽을 가볍게 받치고 왼발을 다 뻗지 말고 만곡(彎曲)모양으로 편안한 자세를 취한다.

◦ 베개의 높이는 7cm정도로 하여 받치고 손바닥을 하늘을 향하여 놓는다. 오른발을 역시 만곡(半曲) 시키어 왼발 정강이 사이에 올려놓는다.

◦ 오른손은 손바닥을 펴서 오른쪽 승부혈을 감싸 안는다. 호흡 수행을 할 자세가 되었으면 혀를 입천장에 붙여 숨결이 새어나가지 않도록 한다.

◦ 코로 호흡을 들여 마시며 단전으로 내려 보낸다. 이때 회음과 용천으로 지문의 문을 열고 위에서 내려오는 호흡과 지문으로 들어오는 호흡과 일치 시킨다.

◦ 기가 충민하게 들어오면 삼(三)과 칠(七)을 멈추고 서서히 지문을 열어 내 보낸다.

## 5) 복기(伏氣) 호흡 수행 법 (엎드려 하는 수행 법)

◦ 수양자는 편안히 엎드려 눕는다. 이때 머리부분에 수건을 포개어 깔아 놓는다.

◦ 수양자가 누웠을 때 수양자의 머리 이마부위를 수건 위에 가볍게 놓는다. 양쪽 다리는 편안하게 곧게 뻗는다. 이때 양손은 손바닥을 펴서 양쪽 골반 안쪽 오금 선상에 손바닥을 위쪽으로 펴서 골반을 감싸 않듯이 편안하게 놓는다.

◦ 이때 양다리의 위치는 편안하게 양쪽 측면으로 벌어진 상태이다.

◦ 자세가 이루어졌으면 서서히 호흡을 들여 마신다. 호흡이 들어오면서 머리 이마

부위에 압력이 가해지며 턱이 들리는 것을 느낄 것이다. 깊은 호흡으로 들어 갈수록 몸 전체가 경직되면서 곧게 뻗는 자세가 된다.

◦ 이때 얼굴의 턱 부위가 위쪽으로 당겨지며 앞가슴이 떠오르게 된다. 호흡이 깊어지면 숨을 삼 과 칠로 멈추어 수행을 한다.

## 6) 와선(臥禪) 호흡 수행 법(누워서 하는 수행 법)

◦ 수양자는 편안히 누워 하늘을 본다. 두 눈은 살며시 감아 얼굴의 긴장을 이완 시킨다.

◦ 몸을 편안히 하며 발을 어깨 넓이로 벌려 곧게 뻗는다. 삼 호흡을 하여 몸의 긴장을 전부 이완 시킨다.

◦ 혀를 입천장에 붙이고 숨결이 빠져 나가지 않도록 하며 천천히 숨을 들여 마신다.

◦ 양손은 편안히 골반 옆자리에 놓으며 손바닥은 하늘을 보게 한다.

◦ 호흡을 들여 마시며 의식을 단전에 둔다. 호흡이 배에 차오르면 서서히 내 뱉는다.

◦ 이 호흡은 몸의 모든 부위의 긴장을 완화 시키고 편안하게 몸과 마음이 일치하는 수행법으로 불면증에 시달리는 자(者)나 몸의 긴장이 극심한 자(者)가 수행을 하면 더욱 좋은 수행법이다.

## 7) 행공(行功)수행법 (보행 수행법)

◦ 행공 중에는 보행을 하면서 닦는 수양법으로 발의 보폭과 디딤의 부위에 맞추어 보행을 하는 방법이 있다.

◦ 이 보행 법에는 첫째로 맨발로 황토나 적토를 거닐며 땅의 기를 끌어 들이는 수행법으로 행공 중에는 가장 편안히 할 수 있는 수행법이다.

◦ 인간이 자연과 가까울수록 땅의 기를 받아들이기가 쉽고 흙에서 뒹굴며 자란 아이들이 도시에서 자란 아이들보다 건강한 것을 알 수 있다.

◦ 이것은 땅 위에서 만물이 섭생하는 이치로 인간 또한 맨발로 땅 위를 거닐며 발

을 옮겨놓을 때, 발가락을 당기어 지문을 띄워 서기도 하고, 발바닥이 자유롭게 펴지고, 당겨지고, 넓어지고 곳곳을 디디며 자극을 받아 발바닥에 있는 모든 경혈을 자극하여 몸의 기운이 원활하게 돌게 되는 것을 알 수 있다.

◦ 발을 옮겨 놓을 때 발의 뒤꿈치부터 지면에 닿게 하여 발바닥과 발가락으로 이동을 시키는 가장 원시적인 보행 법이다. 보행을 할 때에는 천천히 발을 옮기어 느리게 걷는다. 수양자는 수(數)에 맞추어 행공을 한다.

◦ 지기(地氣)가 들어오는 문(門)은 용천(湧泉)이다.

## 5. 도인도(導引圖)

1973년 장사(長沙) 마왕퇴(馬王堆)의 한묘(漢墓) 벽실(壁室)에서 출토된 도인도(導引圖)는 비단 폭에 그려진 44가지의 도인법을 행하는 모습이 잘 나타나고 있다. 이것은 고대 기(氣)의 운동과 도인법을 연구하는데 매우 중요한 가치를 담고 있으며, 이미 고대에도 기를 바탕으로 한 유연체조를 하였다는 것을 알 수 있다.

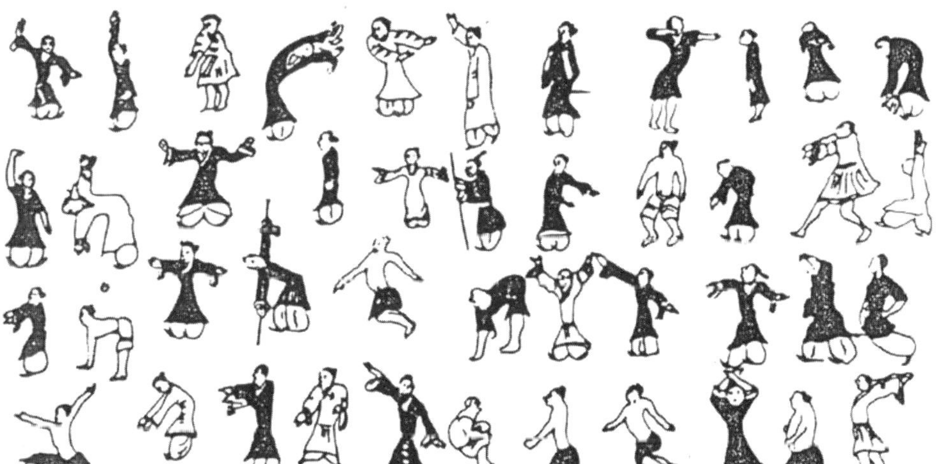

위 그림의 17번째와 26번째 그림에 나타난 모습은 이미 고대에서도 봉을 이용하여 체조를 한 형태로 나타나며, 여덟 번째 그림의 활쏘기 자세에는 당시의 기사법의 자세를 활용하여 도인을 하였던 전형적인 모습이다.

또한 서른아홉 번째의 등 구르기 자세는 인체의 모든 혈이 집중이 되어 있는 척추를 펴 주는 운동요법으로 나타나며, 좌우로 비틀기, 앞으로 허리 굽히기 등의 다양한 굴신운동과 호흡법을 행하는 모습이 여기저기 보이고 있다. 이 도인도(導引圖)는 고대인들의 신체운동을 엿보는 좋은 자료가 되고 있다.

# Ⅱ. 내가호흡(內家呼吸入門)의 용어와 의미

## 1. 정기(精氣)

도(道)를 수양하는 수양자는 무릇 자신의 몸을 먼저 다스려 궁(宮)을 지키고, 낡은 기를 폐하고 생기를 들여와 성명쌍수(性命쌍수)로 삼아 지켜나가야 한다.

기를 수양하게 되면 기가 충만해져 신체 내부로부터의 변화가 살결까지 나타나며, 생성되는 정기(精氣)는 탁기(濁氣)를 정화하여 체외로 유출시키게 되고, 몸 안에 새로운 기의 단(丹)을 이룬다. 이것을 소위 축기(畜氣)라 한다.

호흡 수행을 하게 되면 몸 안으로부터 많은 변화가 나타나게 된다. 그 중에서도 내부로부터 일어나는 기의 순환과 밖으로 보이는 기의 활성화된 모습은 자연스럽게 피부에까지 미치게 된다. 특히 아침에 얼굴빛을 보게 되면 화색이 일고 붉은 홍조가 떠오르는 것을 볼 수 있다. 또한 얼굴 피부색이 바뀌어 맑은 살결을 유지하게 되면 건강과 활력이 넘치는 생활을 할 수 있는 변화를 느낄 것이다. 수양자가 기(氣)수행을 함으로써 내부로부터 오는 변화와 세수(洗修)를 통한 정화가 외부에까지 나타나는 현상은 급격한 변화로 다가 올 것이다.

## 2. 진인(眞人)

《장자》의 「대종사」 편에

"옛날 진인(眞人)의 호흡은 발뒤꿈치까지 이르고 보통 사람의 호흡은 목구멍에 머물고 만다"라고 하였다. 보통 성인이 호흡을 하게 되면 가슴부위의 흉식호흡(胸式呼吸)과 복식호흡을 많이 하게 된다. 이 기록을 보면 그 당시에도 실제로 호흡 수련을 한 자(者)의 모습을 나타낸 기록이라 할 수 있다. 깊은 호흡을 수행하게 되면 발뒤꿈치까지 진기(眞氣)가 내려가는 것을 알 수 있다. 그 예로 발뒤꿈치와 발가락의 굴절 부위에서 땀을 배출하는 것을 볼 수 있다.

또한 《여씨춘추(呂氏春秋)》에 보면 "하늘의 기는 항상 땅으로 내려온다. 그러므로 도(道)에 밝은 자는 기를 충분히 끌어 들일 수 있다"라고 기록하면서 이는 호흡의 토납(吐納)으로 기(氣)를 몸 안 깊은 곳까지 이끌어 신체를 조율하고, 다스릴 수 있다는 것을 행한 것을 기록하고 있다. 이러한 기록으로 미루어 보아 진한시대(秦漢時代)의 신선(神仙)사상을 근간으로 하는 호흡수행법이 행해지고 있었다는 것으로 해석할 수 있다. 인류의 삶 중심에는 호흡의 순환이야말로 생명을 연장하여 주는 가장 중요한 삶의 요소이다.

최초로 생명이 일어 날 때는 가장 깊은 심처(深處)에서 일어나게 되어 있으며, 이는 깊은 호흡을 통하여 생명을 잉태 시킨다.

두 번째로는 복식호흡을 통하여 밭을 갈아 각 수로를 통해 수원(水源)을 공급하며 에너지를 사용한다.

세 번째로는 흉식(胸式)으로 호흡하며 수로를 사용하여 기를 충만하게 축척시키다. 네 번째로는 열두 개 탑으로 호흡하며 마지막 호흡에 십이중루(十二仲樓)의 탑이 완성된다. 이러한 단계를 거쳐서 비로소 해탈의 경지에 이르게 되는 것이다.

그러나 무엇보다 중요한 호흡법은 그것을 행(行)하기 위한 적재적소가 한정되어 있다는 것을 명심해야 한다.

## 3. 선기(仙氣)

행공(行公)은 조석지공(朝夕之功)으로 함을 원칙으로 한다. 특히 조양을 하게 되면 가장 이상적이며, 생기(生氣)의 시간은 밤 열두 시부터 낮 열두 시까지를 생시라 하고, 낮 열두 시부터 밤 열두 시까지를 사시(死時)라 한다. 그러므로 수양자는 생기의 시간에 맞추어 편안하고 안정된 수양을 하는 것이 이상적이다. 이처럼 기(氣)를 시간에 따라 생기(生氣)와 사기(死氣)로 나누는 것은 이미 선인들이 행하던 수양법이었다.

기(氣)를 수양하는 자는 조공(朝功)시간에 무리한 기의 운행을 하지 않는다. 주로 저녁에 행기를 닦아 축기를 하여야만 몸에 무리가 가지 않는다. 수양자는 조석으로 수양하는 것이 가장 좋다.

하루를 생시와 사시로 나누는데 실제로 호흡수련을 하게 되면 생시인 1~2시 사이에 몸 안에서 진원(眞元)이 태동(胎動)하여 잠을 일찍 자게 되어도 기(氣)의 활성화로 인하여 잠을 깨게 된다. 그러므로 수행을 거듭하게 되면 곧 수양자는 생시인 새벽에 선기(仙氣)를 닦을 수 있게 된다.

## 4. 연공(練功)

연공(練功)을 할 때에는 조용한 밀실(密室)이 필요하다. 마음을 편안하게 안정시키고 기(氣)를 수양하기 위하여서는 조용한 밀실이 필요하다.

문을 닫고서 편안한 마음으로 행기(行氣) 한다. 베개의 높이는 두 치 다섯 푼(약 7 ㎝)으로 하고 똑바로 드러누운 자세에서 눈을 감는다.

호흡법을 행하는 장소로 밀실이 좋은 이유는, 수양자가 호흡에 집중해야 하므로 시각적으로 사물을 보게 되면 좀처럼 집중할 수 없기 때문이다. 이때의 호흡은 코밑에 깃털을 갖다 대면 깃털이 나부끼지 않을 정도로 미미하고 가벼우며 깊은 호흡이 되어야 한다. 《태청도인양생경》을 보면

"도인(導引)을 행 할 때는, 베개의 높이는 네 치, 두발 사이의 거리는 다섯 치 반, 손 사이의 거리는 세 치로 하고, 옷을 느슨하게 하며, 똑바로 눕는다. 잡념을 버리고 생각을 가다듬으며, 코를 통하여 기(氣)를 천천히 들여 마시고 입으로 토(吐)한다"라고 기록하고 있다.

위 글에서 보면 코로 들여 마시고 입으로 내보낸다는 글이 있다. 인간의 신체는 깊은 호흡을 하려거든 코로써 들이쉬고, 얕고 빠르게 뱉는 숨결은 입으로 한다. 호흡을 할 때 입으로 들이 마셔 보면 알 수 있다. 입을 통하여 들이 마시는 호흡은 절대로 깊은 호흡이 될 수 없다. 특히 입으로 하는 호흡은 이물질이나 탁기가 바로 폐로 들어 갈 수 있기 때문에 금기시 하고 있다. 그러므로 코로 들여 마시는 호흡이야 말로 가장 깊은 곳까지 도날 할 수 있는 것이다.

특히 연공을 할 때에는 복식(服飾)을 가볍고 여유로운 옷으로 갈아입고, 편안하게 하여 호흡 수행을 할 때에 복식호흡과 유연체조 등에 지장이 없어야 한다.

## 5. 태식(胎息)

모태(母胎)속에 있는 태아(胎兒)가 입과 코로 호흡하지 않고, 모태(母胎)속의 내기(內氣)를 배꼽을 통해 호흡하는 것에 기초한 것이 바로 태식호흡이다.

《운급칠첨》에 의하면 "태아가 어머니의 태중에 있는 것처럼 스스로 내기(內氣)를 마시고 손을 굳게 쥐고 하나를 지킨다. 이것을 태식(胎息)이라 한다"라고 태식에 대하여 정의 하고 있다. 태식의 요결은 모태(母胎)호흡법 이다. 다시 말해서 태아가 모태 속에서 호흡하는 형상을 의미하며, 이를 곡옥의 형상으로 표현할 수 있다.

현재 일반적으로 태식 호흡을 수련하고 있는 수련자들을 살펴보면 고정된 틀에서 벗어나지 못하고 있다. 올바른 태식 호흡을 하기위해서는 넓은 공간 보다는 한정된 공간과 같은 밀실이 좋다. 또한 태식호흡은 여러 호흡법 중에서도 가장 그 호흡의 정도가 강하며 깊은 호흡이므로 많은 조건과 규약이 따른다. 이러한 조건과 규약이 존재하기 때문에 이 속에 태식의 묘리(妙理)가 있다.

어느 특정 유파는 태식호흡을 백회혈을 통하여 호흡을 하는 경우도 있다. 이러한 호흡은 호흡의 개념을 의념(意念)으로 하는 것을 의미하지만, 실제적으로는 천문(天門)을 열어 이곳을 통하여 기(氣)가 들어오고 나아가는 것이 아니라, 단순한 의념적인 행위로 규정할 수 있다.

혹자는 백회가 열려 백회혈 주위가 부드러워 졌다고 주장하는 경우도 있다. 이러한 증상에 너무 연연하다 보면 백회가 뜨거워지거나 간지러움, 또는 신경이 예민해지는 등의 잘못된 수련을 할 수 있다.

일반적으로 세월이 흐르게 되면 자연스럽게 천문(天門)은 닫히게 된다. 태아의 경우에는 태아의 두상이 열려있어 부드럽고 말랑말랑한 것을 알 수 있다. 다시 말해서 모태 속에서 열려있던 천문이 세상 밖으로 나오면서 서서히 닫혀, 그때까지 그 상태를 유지한 것이다. 태아가 세상 밖으로 나와 아이가 성장함에 다라 천문이 닫히게 되는 것이 자연스러운 현상으로, 이러한 현상은 모태 밖의 환경에 적응하기 위하여 스스로 몸을 보호하는 초(超)자연적인 현상이다. 자연기운인 풍(風)·우(雨)·뇌(雷)·화(火)·한(寒)등의 기온의 변화로부터 몸을 보호하려는 변화의 차단인 것이다.

즉 세상의 기온에 몸의 중요 부위를 보호하기 위하여 스스로 닫히는 것이다.

## 6. 내관법(內觀法)

내관(內觀)이란 안으로 관조(觀照)수양법을 의미한다. 내관은 의념으로 집중을 하여 몸속의 현상과 합일하는 방법으로 알려져 있다. 내관은 명상과 기도, 정신집중과 는 유사한 개념으로, 외부로부터 오는 변화가 아니라 스스로의 의식집중을 찾아 심연으로부터 자아의 자리를 찾는 것이다.

일반적으로 호흡수행에 있어서 내관은 첫 번째 문고리를 잡는 다는 표현으로 수행의 첫 번째 단계에 이른 것을 의미하기도 한다.

수행사는 심외무법(心外無法)이라 하여 마음 밖에서 마음을 찾으려 하지 않는다. 내관수행법은 다음과 같이 설명할 수 있다.

하나. 제 삼의 혜안(慧眼)에 형상화된 이미지를 그려 떠오르는 태양을 연상한다. 태양이 바다에서 떠오르는 형상을 제 삼의 눈에 잔잔한 영상을 그려 넣고, 물밑에 퍼지는 잔영(殘影)과 밝은 빛을 바라보며 고르게 심신을 이완 시킨다. 의식이 바르게 입정이 되면 하나가 없어지며 하나로 집중하게 된다. 끊임없이 집중이 되면 그 곳에 찾고자 하는 것이 존재함을 느낄 수 있다.

둘. 수양자는 편안히 좌정하여 호흡을 고르게 하고 몸을 이완 시킨다. 이후 집중을 하여 하나의 점에 일치 시킨다. 집중이 되면 우리 몸에 가득 채운 물이 있다고 가정하여 백회혈부터 의념으로 서서히 밑을 향하여 물이 빠져나가듯 수평선을 기준하여 내려 보낸다. 이렇게 하여 머리에서 어깨와 가슴을 거쳐 단전으로 내려 보내 집중처에 머물게 한 다음 편안하게 유도하여 양 발바닥에 있는 지문을 열고 흘려보낸다. 집중이 잘 안될 때에는 편안히 호흡을 하여 조율하여 해야 한다.

이러한 내관호흡수행법은 이미지 내관법으로 지금도 꾸준히 행하여지고 있는 관법이다.

## 7. 진원(眞元)의 그릇을 채운다.

호흡(呼吸)을 수련하는 것은 우리가 가지고 태어난 진원(眞元)의 그릇에 담긴 물(眞氣라고 표현)을 평생을 살아가면서 퍼서 사용하는 것과 같은 역할을 하고 있다. 이때 우리가 모두 사용하여 텅 빈 그릇에 다시 진원진기(眞元眞氣)를 채워 넣는 수련을 하는 것이 바로 호흡법인 것이다.

이 수양법(修養法)을 할 때에는 냉기(冷氣)와 온기(溫氣)를 구별하여 수양을 하여야 하며 냉기(冷氣)가 몸 안에 들어오는 것을 철저히 막아야 한다. 냉기(冷氣)는 만병의 근원이라 할 수 있다. 진원(眞元)의 기(氣)를 채워 넣을 때는 반드시 온기(溫氣)로 하여야 하며, 진원진기가 모두 차오르게 되면 (일반적으로 100일 연공 및 3년 연공을 목표로 수양)그릇에 가득 찬 진원(眞元)을 다시 퍼내어 그 진원(眞元)을 몸 전체로 보내주고, 다시 진원(眞元)을 채워 주는 수련을 반복해야 한다. 이 과정을 소홀히 하여 진원(眞元)이 그릇에 가득 차서 멈추게 되면 고인 물이 썩듯이 몸을 상하게 한다. 그 현상을 흔히 그릇에 금이 간다라고 표현한다. 즉 기(氣)가 몸 안에서 수시로 상충을 하게 되고, 기로 말미암아 기병(氣病)이 생기게 된다.

기(氣)로 생겨난 병은 고치기가 매우 어려우므로 이러한 기병은 기(氣)로써 고쳐야 하는데 그 시일이 많이 필요하므로 처음부터 수양을 할 때에 풍부한 경험과 참된 지도자에게 올바르게 수양하는 법을 배우고 익히는 것이 중요하다.

## 8. 옥화로(玉火爐)

"공성조화(空成造化)하고, 용(龍)이 여의(如意)를 취하려는 야삼경(夜三更)에 하차(下車)를 빨리 달려 곤륜(崑崙)에 올라가서 옥화로(玉火爐)에 불을 피워 화주(火珠)를 입에 물고, 타오르는 불길로 달아오른 옥화로 십사로(十四路)를 활짝 열어 백해(白海)로 내보내고, 일원(一元)의 진기(眞氣)로 십사로(十四路)를 현통(玄通)하면, 태양(太陽)같이 붉게 달아오른 곤륜(崑崙)의 봉고(峰高)에 광조(光照)가 비춘다".

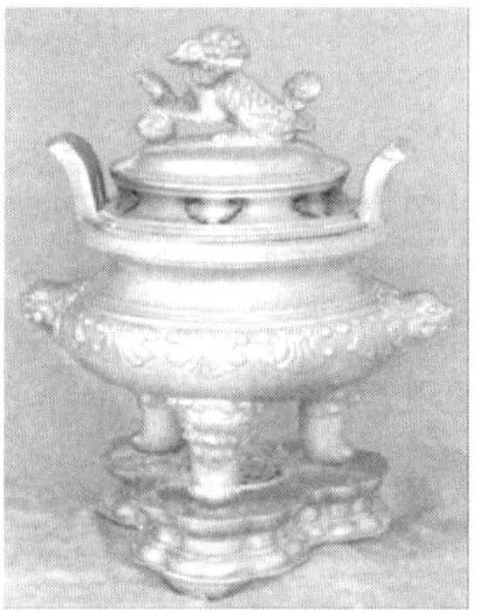

이것은 행기법(行氣法)을 설명한 것으로 호흡의 연공(練功) 중에 나타나는 현상으로 마차(馬車)가 달리는 것과 마찬가지로 보아야 한다. 즉 호흡을 할 때에는 불을 붙이는데 어떠한 때에 어떤 불길을 피울 것인지, 불길의 강도를 조율하는 풀무질을 어떻게 하여야 하는가를 설명한 대목이다.

불의 세기를 조절하는 강도에 따라서 알맞게 해야만 한다는 뜻이다. 또한 옥화로

(玉火爐)에 불을 붙이 라는 대목에서 연공실(練功室)의 분위기를 알 수 있다. 고대 연공실에는 냉기가 가득하므로 석화로(石火爐)나 화로(火爐)를 준비하여 연공실(練功室)에 맞게 온도와 환경을 조성한 후에 호흡연공을 한 것으로 추측할 수 있다.

현재 많은 곳에서 수련을 하고 있는 호흡 수행자(修行者)를 보면 일정한 공간에서 유연체조와 더불어 호흡수련을 하게 된다. 그러나 이미 고대(古代)수행자들도 환경에 따라 밀실과 같은 연공실(練功室)을 조성하여 수련하였다는 것을 명심하여야 한다. 한번 연공실(練功室)에 들어가서 호흡을 시작하려 할 때는 절대로 폐관(閉館)을 기본으로 한다.

## 9. 결(訣)과 윤(輪)

호흡법을 하게 되면 일반적으로 스스로의 단전이 형성됨을 느끼게 된다. 이 단전은 보통 복식호흡을 통해 형성 되는데 그 모양이 조롱박 모습으로 형성된다. 단전은 보통 배가 나오는 정도로 쉽게 알고 있지만, 실상 깊은 호흡수행을 하게 되면 계속해서 배의 모습이 부풀어 오르는 것을 보게 된다. 오랫동안 수련을 한 수행자는 배와 가슴이 두터운 모습으로 보이게 되는데, 이러한 모습은 단전으로 나온 배를 연속적으로 비워주기 때문에 배의 위쪽부터 시작하여 두텁게 형성된다. 이때의 복부의 형상은 기의 띠(氣輪)가 형성되기 때문이다. 이 기륜(氣輪)의 모습은 일반적으로 알려진 핵(核)의 모습과 흡사한 형태로 나타난다.

시작 조기에는 하(下)단전에 띠의 테두리가 몸을 한 바퀴 돌은 형태로 나타나게 되고, 그 띠 테두리는 수련법에 따라 평(平)으로 둘러진 띠 테두리와 꾸준한 수련으로 나중에는 위·아래 모습으로 나타나 수평과 수직선의 띠가 형성되고, 그것이 단전을 중심으로 종횡으로 둘러지게 된다.

이 띠의 륜(輪)은 꾸준한 수련으로 하단전, 중단전, 상단전으로 오르는 각 중심 부위로 형성되며, 이것이 곧 수련의 토대가 되는 단전이 되는 것이다.

# Ⅲ. 훔 자 결

훔자결은 입을 통해서 수련하는 토납법(吐納法)의 일종으로, 호흡을 통하여 구결(口訣)방법으로 호흡수련을 하는 것을 의미한다. 그리고 이러한 호흡수련을 통해서 오장육부(五臟六腑)의 기운을 다스리는 호흡건강법이다.

훔자결의 방법은 우선 양손의 엄지손가락을 손바닥 안쪽으로 하여, 인지와 나머지 손가락 전부를 가볍게 쥐는 형태를 유지하며, 반 주먹 상태로 하여 양쪽 무릎 위에 살며시 포개어 놓는다. 이때 허리의 상태는 직립을 원칙으로 하여 바르게 펴고 고개를 살짝 앞으로 숙인다. 다음으로 복식호흡을 통하여 호흡을 깊게 들이마신 후, 호흡이 가득 차 오르게 되면 바로 "하" 하고 내뱉는다. 내뱉은 호흡이 끝나고 나면 다시 깊게 호흡을 들여 마신다.

이때 "하" 하고 내뱉는 호흡은 장부에서 열을 토하는 것으로, 몸 안의 장부를 다스릴 때 하는 호흡법이다. "하" 하고 내뱉은 호흡이 끝나고 나면 다시 이 자세로 "훔"하며 깊이 호흡을 들여 마신다. 들이 마신 호흡이 가득 차게 되면 이번에는 "후" 하고 내쉰다. 이때 "후"하고 내쉬는 호흡은 장부에서 냉기를 몸 밖으로 내보내는 것으로, 이후의 호흡방법은 "하"자결과 마찬가지로 실시하며, 약 36회가 일반적으로 수련하는 정도이다.

## 1. 훔자결 십이중루(十二仲樓)호흡법

이 호흡은 숨을 들여 마시며 목 부위의 인후(咽喉)부분에 호흡을 모아 입술을 가볍게 열고 'ㅊ' 하며 내쉬는 호흡방법이다. 이때 양손은 엄지손가락을 손바닥 안쪽으로 하여 인지와 나머지 손가락 전부를 가볍게 쥐고 반 주먹 상태로 하여 양쪽 무릎 위에 살며시 포개어 놓는다. 허리는 바르게 펴고 고개를 살짝 앞으로 숙인다.

이때 입안의 위・아래 이빨은 가볍게 다물고 입술을 열고 이사이를 통하여 내뱉는다. 'ㅊ' 하고 내뱉는 호흡이 끝나고 나면 다시 훔자결로 깊이 들여 마신다.

"훔"자결로 들이 마신 호흡이 가득 차게 되면 이번에는 '시' 자로 호흡을 내 보낸다.이 수양법을 하게 되면 곤륜(崑崙)으로부터 끊임없이 땀방울이 흐르게 된다.

하는 방법은 위와 같다. 이 또한 훔자결로서 입으로 하는 구결(口訣)인 토납법(吐納法)이다.

## 2. 육자결토납법(六字訣吐納法)

『태상노군양생결』에는 복기토납육기(服氣吐納六氣)이라는 것이 있다. 그 내용을 살펴보면

1) "히" 자(字)는 폐의 기운을 도와 지배한다. 폐는 오장(五藏)의 기운을 돕는다.

2) "가(呵)" 자는 심장의 기운을 도와 지배한다. 심장은 혀와 오장(五臟)의 기운을 돕는다.

3) "호(呼)" 자는 비장의 기운을 도와 지배한다. 비장은 입술의 기운을 돕는다.

4) "허" 자는 간(肝)의 기운을 도와 지배한다. 간은 눈의 기운을 돕는다.

5) "취(吹)" 자는 콩팥의 기운을 도와 지배한다. 콩팥은 귀의 기운을 돕는다.

6) "희" 자는 삼초(三焦)의 기운을 도와 지배한다.

『복기토납육기』에 나타난 장부치료법의 구결은 모두 뱉어내는 호흡법이다. 구음(口音)에 맞추어 호흡을 뱉어보면 장부가 소리에 따라 공명과 진동이 일어 치유를 할 수 있는 것이다. 이러한 호흡법을 통하여 옛 선인들은 장생술(長生術)의 이치로서 끊임없이 수련하였음을 알 수 있다. 육자결토납법(六字訣吐納法)은 모두 입으로 하는 구결(口訣)인 토납법(吐納法)이다.

## 3. 퇴계 이황의 활인심방(活人心方)

퇴계 이황은 유학자(儒學者)이면서 도가(道家)에서 나온 활인심방(活人心方)을 저술하였다. 이는 이황이 양생과 장생술에 많은 관심이 있었던 것으로 보이며, 활인심방을 통하여 학문을 정진하는데 있어서 건강관리에도 깊은 관심을 가지고 있었다는 것을 알 수 있다. 본래 활인심방은 명대(明代)의 주권(朱權 1378~1448)이 저술한 것으로 본 명

칭은 활인심(活人心)이었다. 이것을 퇴계 이황이 받아들여 자신 스스로의 수행과 수련 끝에 재정립한 것이다.

1. "취(吹)"는 신장의 기운을 도와 지배한다.
2. "허(呵)"는 심장의 기운을 도와 지배한다.
3. "휴"는 간의 기운을 도와 지배한다.
4. "스"는 폐의 기운을 도와 지배한다.
5. "후(呼)"는 비장의 기운을 도와 지배한다.
6. "히"는 삼 초의 기를 도와 지배한다.
7. "휴" 소리는 간의 기운이 좋아 진다.
8. "허" 소리는 화기가 가라 않는다.
9. "스" 소리는 폐에 좋다
10. "취" 소리는 신장의 기운이 좋아진다.

활인심방(活人心方)은 모두 입으로 하는 구결(口訣)인 토납법(吐納法)이다.

## 4. 도인수양법(導引修養法)

인체 내부에서 분비되는 불순물 중에 눈물, 콧물, 침, 오줌, 애액, 수면 등이 균형을 이루지 못하면 기를 쇠잔 시키어 몸을 상하게 한다. 한 가지 일에 너무 치중 한다든지, 너무 즐거워 기뻐한다든지, 고성방가를 한다든지, 무리하게 기운을 쓴다든지 하는 것은 기를 빼앗기거나 기를 쇠잔 시키어, 신체를 나약하게 하며 기를 허(虛)하게 하는 요인이다. 기라는 것은 많은 부분을 소모시키기 쉽지만, 이를 잘 간수하여 다스리면 기를 보양하여 활기찬 생활을 할 수 있도록 하기도 한다.

입안에 고이는 옥로(玉露)를 뱉지 않고, 삼키면 기(氣)를 보전 할 수 있다. 만약 노약자가 있는 집안에서 주전자에 대추와 감초를 넣어 하루 종일 다려서 자주 오가며 식음료로 먹게 되면, 기가 양양(揚揚)하게 되어 얼굴이 붉게 달아오르는 것을 볼 수 있다. 놈이 허약하거나 병으로부터 완쾌 한 후에는 대추를 달여 식음료로 먹으면 허약한 몸을 보양하는데 매우 좋다.

고대 도인법에는 귀를 잡아당기기도 하고, 침을 삼키기도 하고, 눈을 비비기도 하고, 이빨을 위 아래로 부딪쳐 물기도 하며 손가락을 곧추 세워 머리 결을 빗어 넘기기도 한다. 또한 손바닥을 비벼 나오는 열로 눈언저리를 갖다 대기도 하였다. 매일 아침 이빨을 36번씩 몇 차례에 걸쳐 부딪치면 치근과 이빨이 단단해져 치통을 예방할 수 있다.

# Ⅳ. 경혈타통법(經穴打通法)

## 1. 경혈타통법(經穴打通法)

경혈타통법(經穴打通法)은 몸의 각 혈(穴) 자리를 손으로 쳐서 자극을 하여 피로한 근육을 이완(弛緩)시키고 혈행(血行)을 촉진시키는 일종의 안마(按摩)법이다. 경혈타통법의 순서와 방법은 다음과 같다.

▶ 먼저 바르게 선다. 이때 발의 보폭은 어깨 넓이로 편안하게 선다. 이때 오른손을 들어 구수모양으로 쥔다. 구수란 손에 힘을 풀고 가볍게 손가락마디를 붙여 손끝을 모아 쥔 상태를 의미한다.

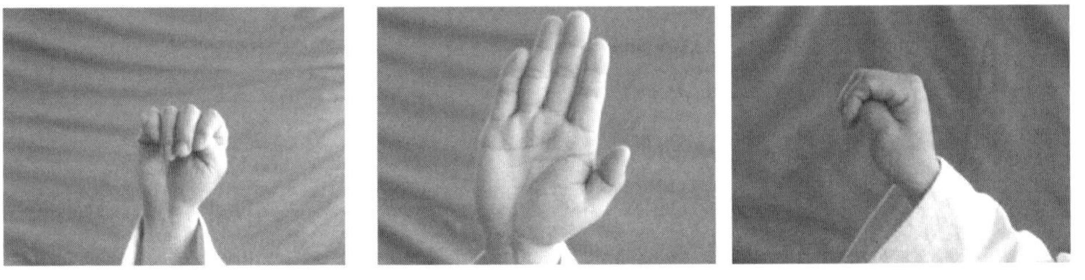

경혈타통법에 사용되는 파지(把持) 모양

▶ 다음으로 오른쪽 구수로 왼쪽 어깨와 쇄골이 갈라지는 부위에 삼각형으로 움푹 들어간 곳이 나온다. 바로 이곳에 구수를 쥐고 손끝에 힘을 주어 36회를 가볍게 때려 자극한다. 반대편을 할 때에는 왼손을 구수로 쥐어 동일한 방법으로 한다. 이와 같은 방법으로 타통 한 후, 이번에는 엄지손가락을 손안으로 가볍게 쥐고 인지와 나머지 손가락으로 엄지손가락을 가볍게 쥔다. 다시 구수로 친 곳을 36회를 쳐준다. 반대로 하는 경우도 마찬가지이다.

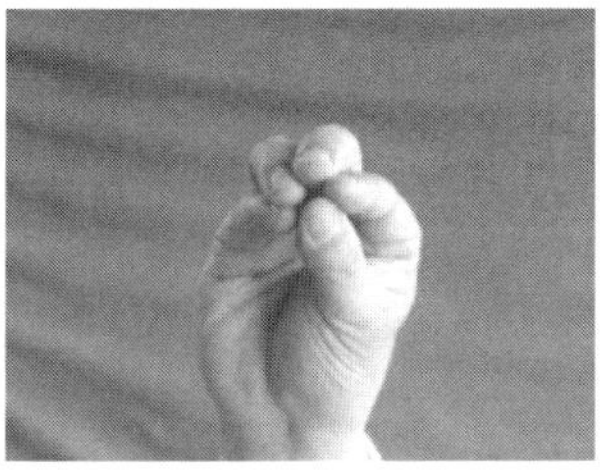

경혈타동법의 구수 쥐는 방법

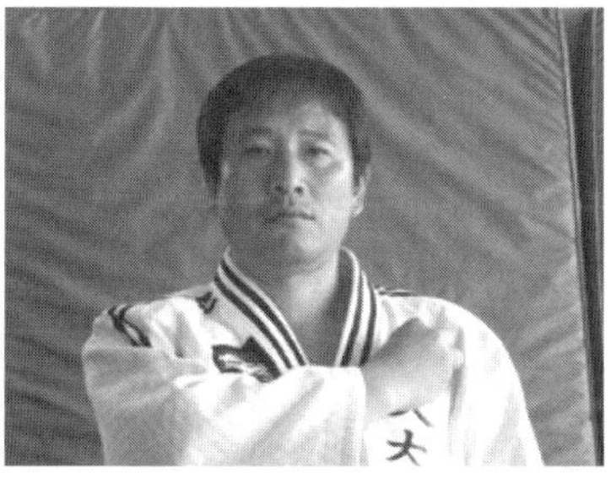

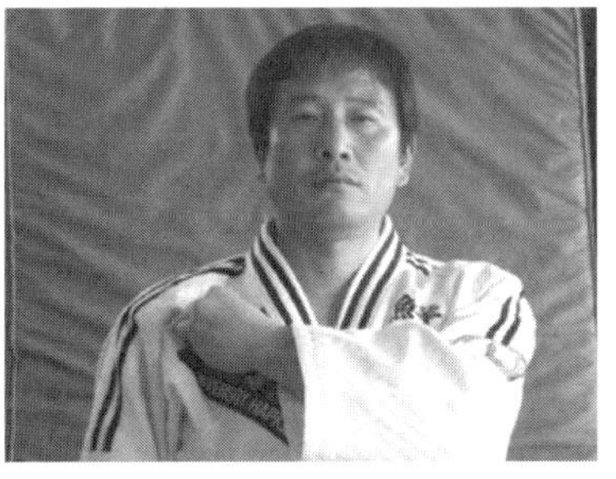

▶ 다음 동작은 왼손을 목 뒤로 감싸 안고 오른손을 삼각의 모습으로 잡아 공간을 만들어 왼쪽 옆구리의 늑골 부위를 36회 쳐 준다. 반대의 경우도 이와 같다.

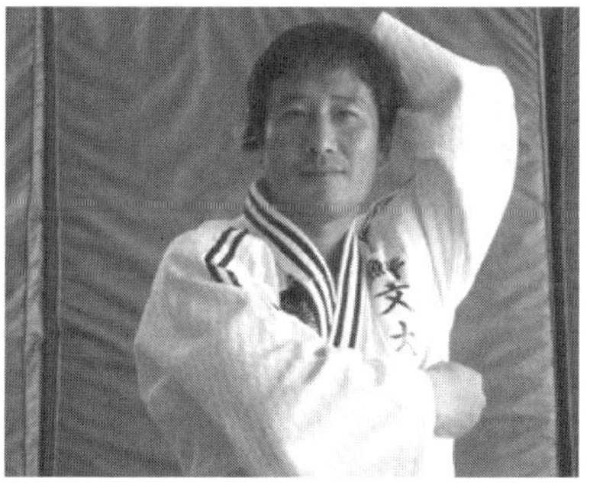

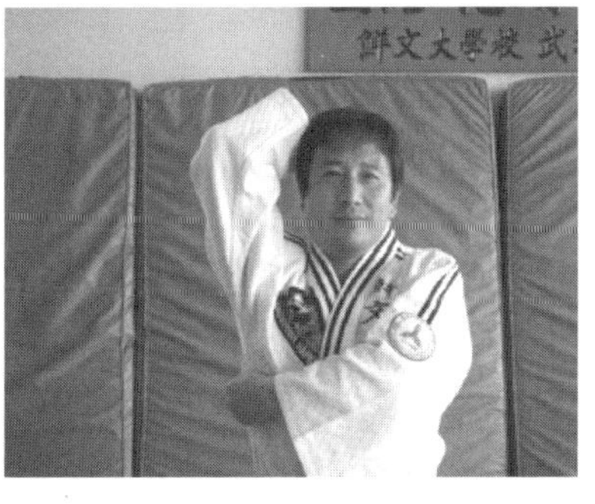

▶ 다음은 양쪽 허리부위의 명문혈 측면을 양 손바닥으로 삼각의 형태로 만든 다음  손끝이 아래로 향하게 하고 36회를 쳐준다.

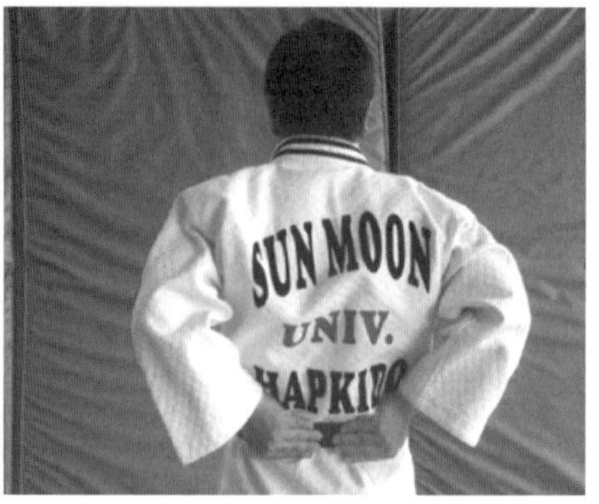


▶ 다음은 경추부위의 타통법이다. 모두 네 가지 타통법이 있다. 우선 목의 양쪽 기근 중 오른손으로 왼쪽 기근을 36회 눌러 잡아당겨 기근을 풀어준다. 반대로 할 때에는 이와 같다. 목을 가볍게 앞으로 숙이고 왼손 엄지와 인지를 작은 원으로 가볍게 쥐고 식지 손 날로 풍문혈 자리를 36회 걸쳐서 가볍게 쳐 준다 이때 칠 때에 가볍게 입을 벌려 주어야 한다. 또한 인지와 식지까지 모든 손마디로 쳐내는 소리가 경쾌하게 들리도록 쳐준다. 반대로 할 때 이와 같다. 그 다음에 숨골을 양손 엄지를 겹쳐 36회를 가볍게 눌러 준다.

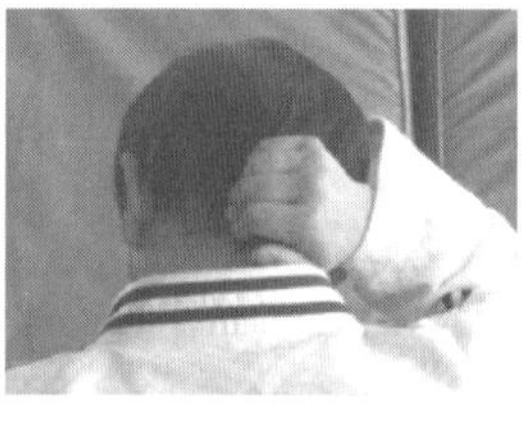

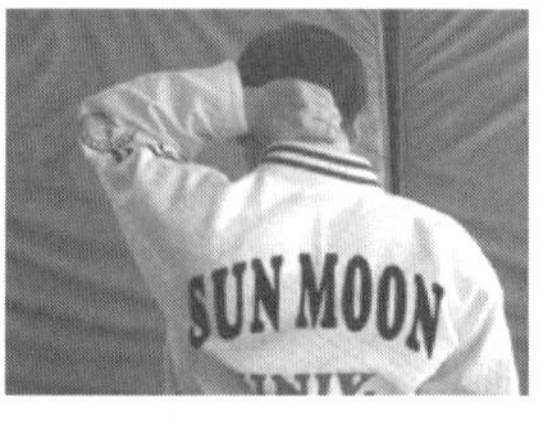


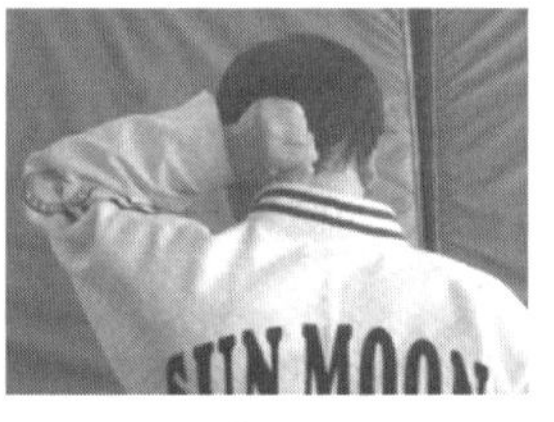

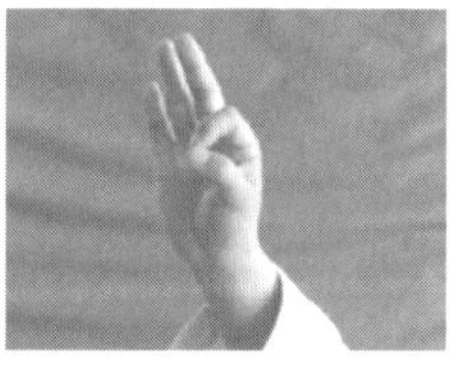

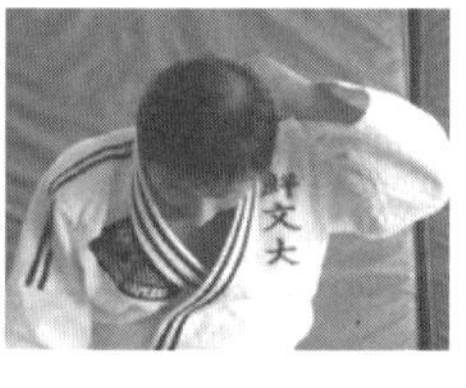

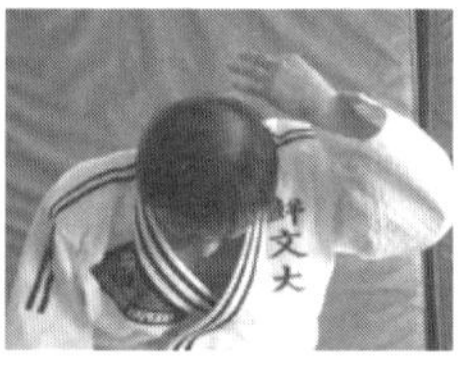

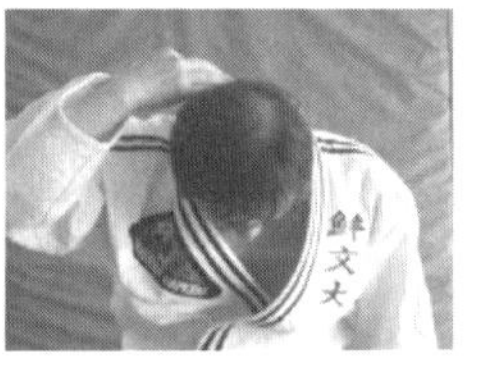

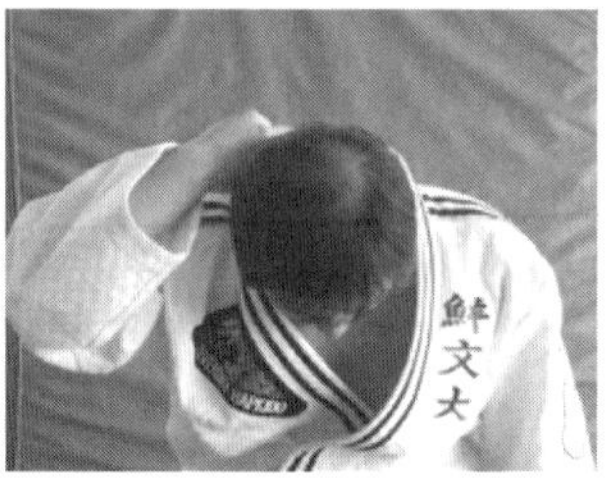

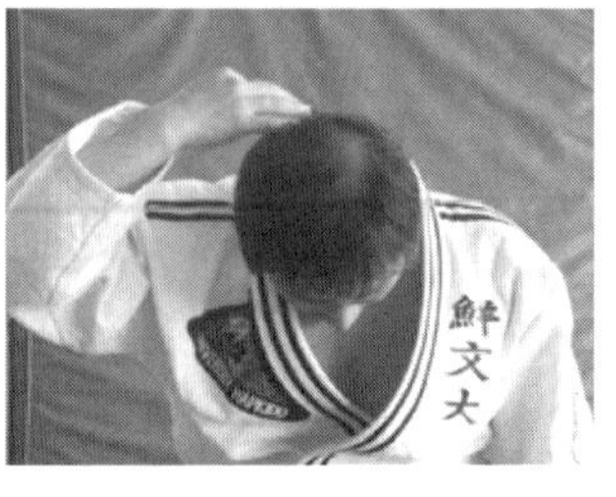

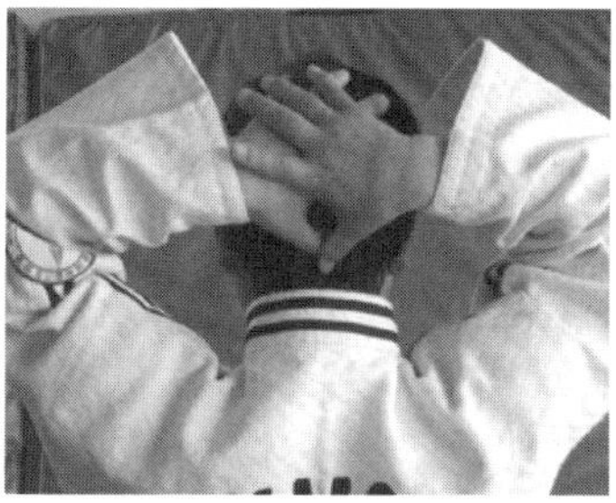

숨골 경혈 타통법

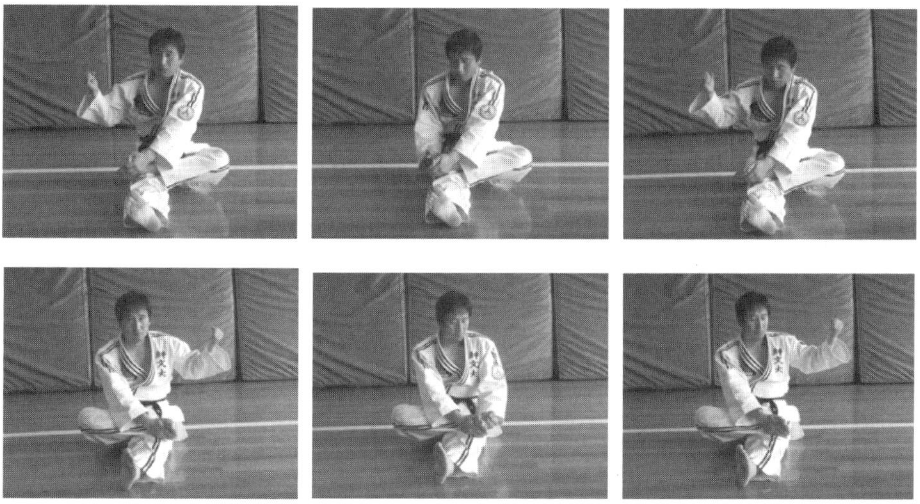

▶ 다음에 양손 바닥을 삼각형으로 잡아 양쪽 뒤편 골반을 밑으로 내려 쳐 준다. 이때 역시 36회를 한다.

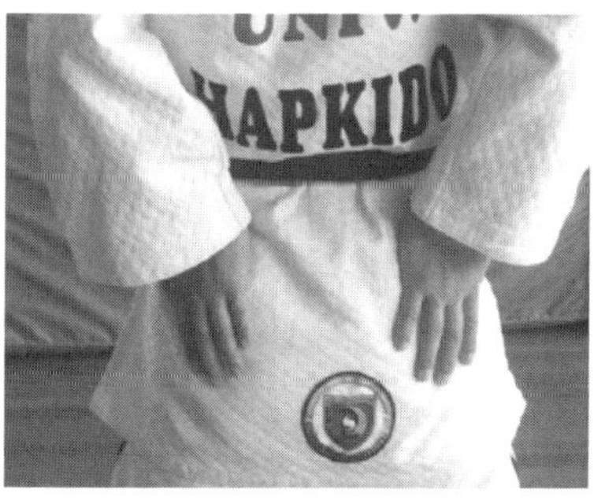

▶ 다음에 엄지손가락을 가볍게 손 안으로 쥐고 말아 잡아 양쪽 골반의 승부혈

을 힘 있게 36회를 쳐준다.

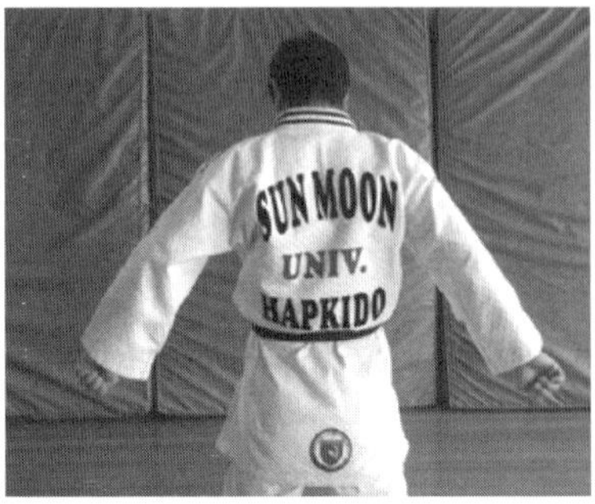


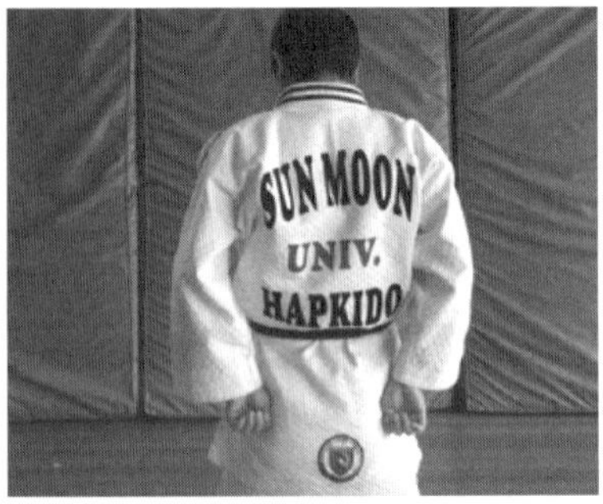


▶ 다음은 하지부위의 타통법으로 무릎을 가볍게 구부려 양손 바닥을 삼각으로 잡아 양 무릎 뒤쪽의 오금을 힘 있게 36회를 쳐준다. 다음에 양손 날을 이용하여 상체를 앞쪽으로 구부린 상태로 양쪽 허벅지 안쪽의 근육을 36회를 쳐내어 이완을 시킨다.

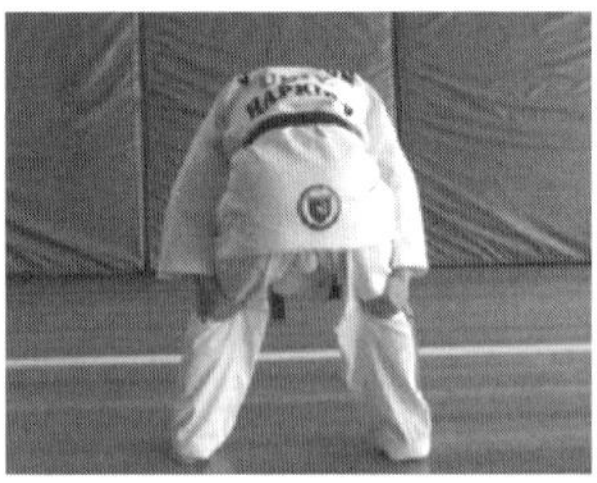

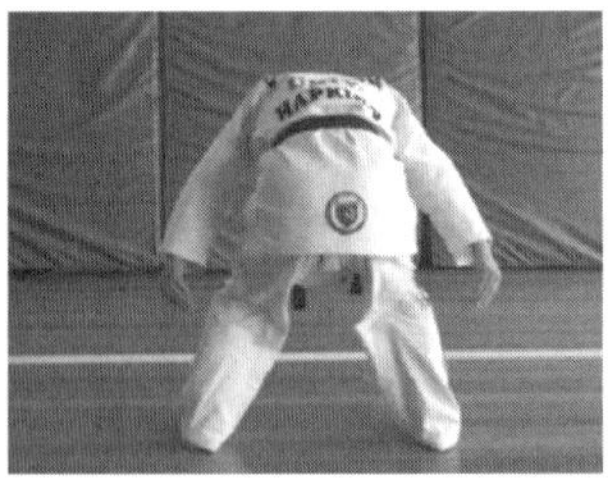

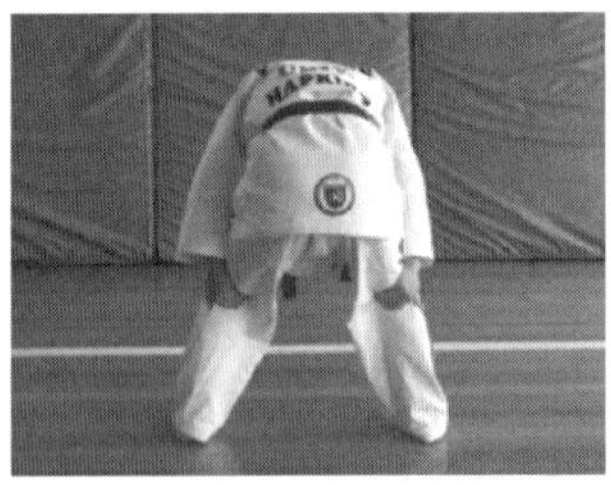

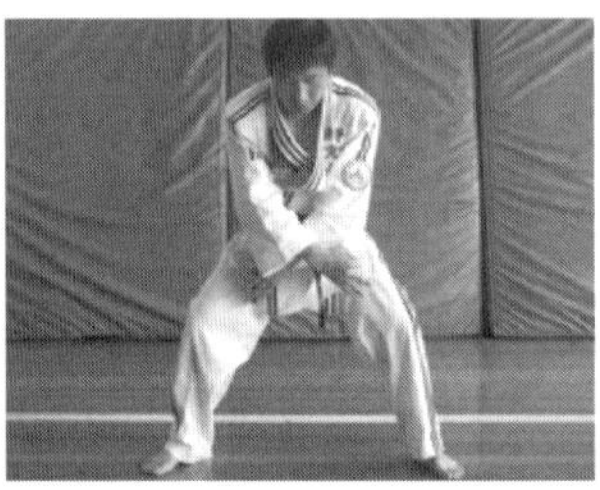

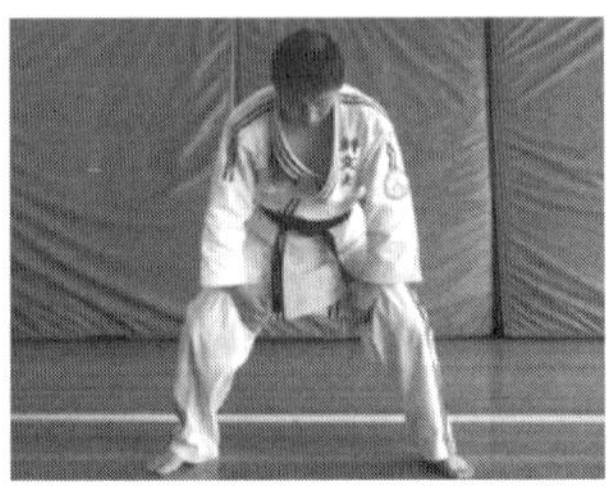

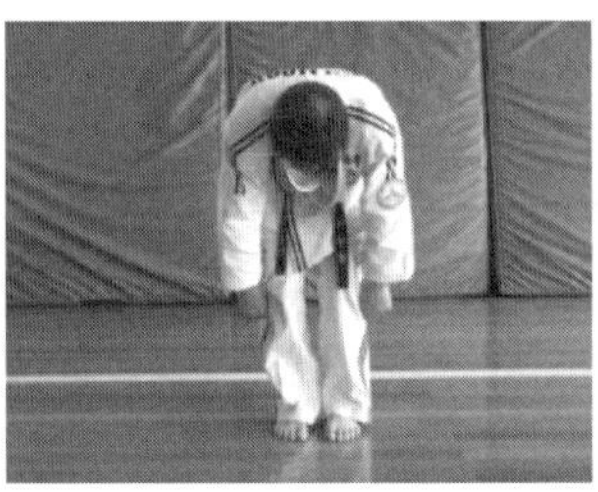

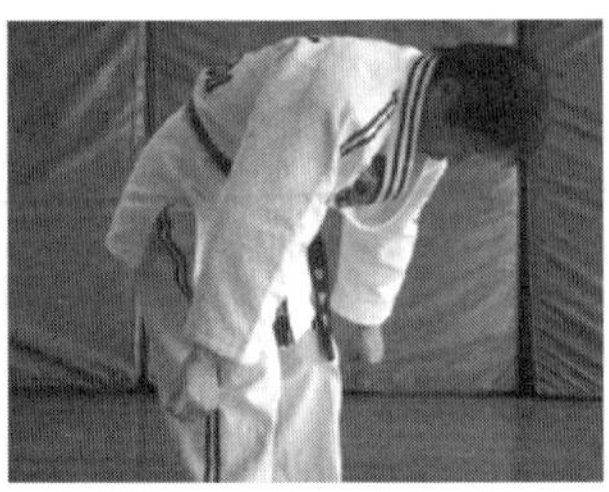

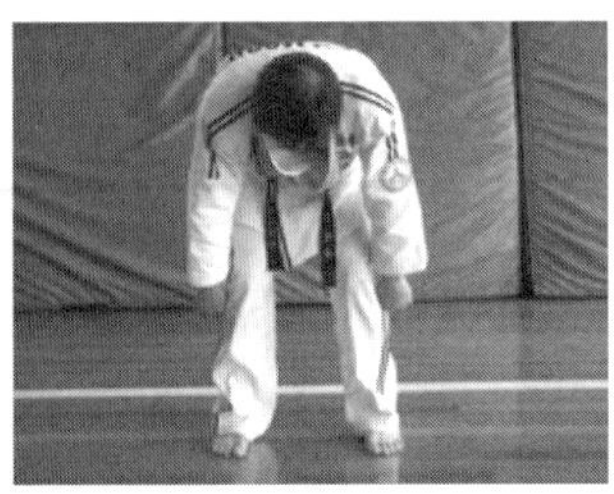

이와 같이 경혈타통법으로 몸의 긴장과 이완을 시켜나가 올바르게 조율을 한다. 이상과 같이 매일 하루 1회라도 경혈타통법을 실행하면 몸이 가벼워지고 긴장이 이완 되는 것을 느낄 수 있다.

## 2. 경혈타통법에 사용되는 임맥(任脈)과 독맥(督脈)

경혈타통법(經穴打通法)은 인체의 혈(穴)을 타통하여 몸의 긴장 상태를 부드럽게 이완시키는 안마법이다. 그러므로 인체의 혈자리와 부위를 충분히 숙지하고 올바른 방법으로 신체를 자극하여야 한다. 우선 인체는 임맥과 독맥으로 이루어져 있어, 모든 혈자리가 막힘이 없이 소통되어야 건강을 유지할 수 있다.

임맥은 회음(會陰)혈에서부터 승장까지 몸의 앞부분으로 기(氣)가 흐르는 경혈이다.

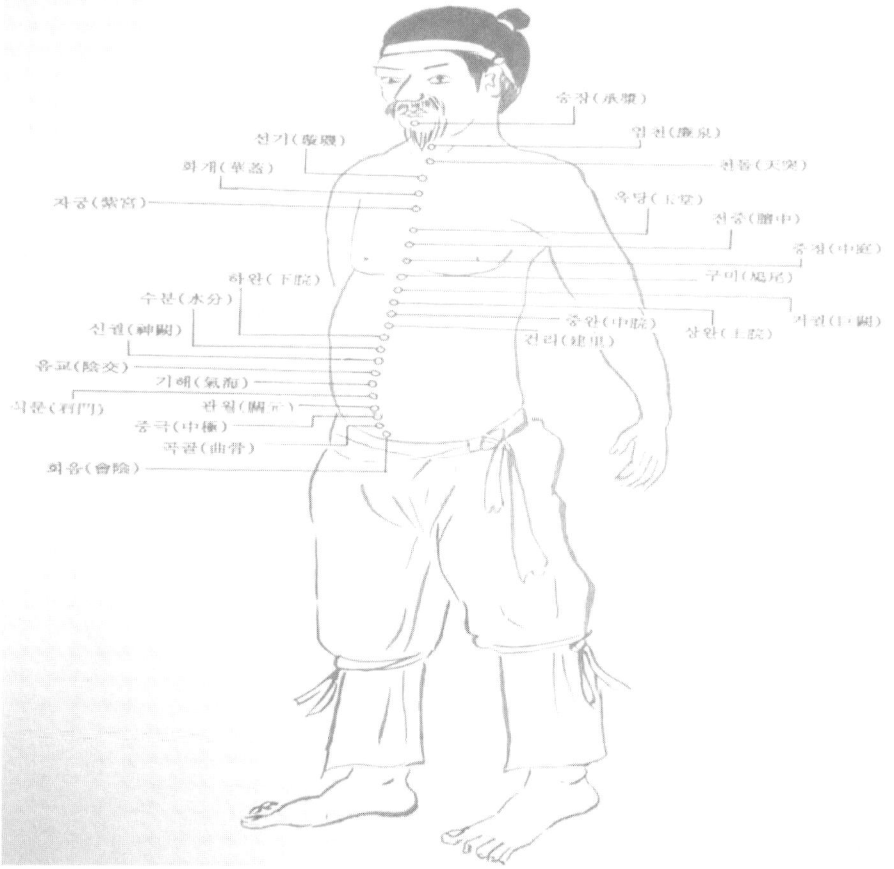


임맥도(任脈圖)

이때 관원(關元)은 진기(眞氣)와 원기(元氣)가 발생하는 곳으로 호흡의 관문(關門)이며, 장부(臟腑)와 경락(經絡)의 뿌리가 되는 근원(根源)이다. 이곳이 바로 단전(丹田)이다.

독맥은 장강혈(長强穴)에서부터 은교혈까지 인체의 등 뒤로 이어지는 경혈이다.

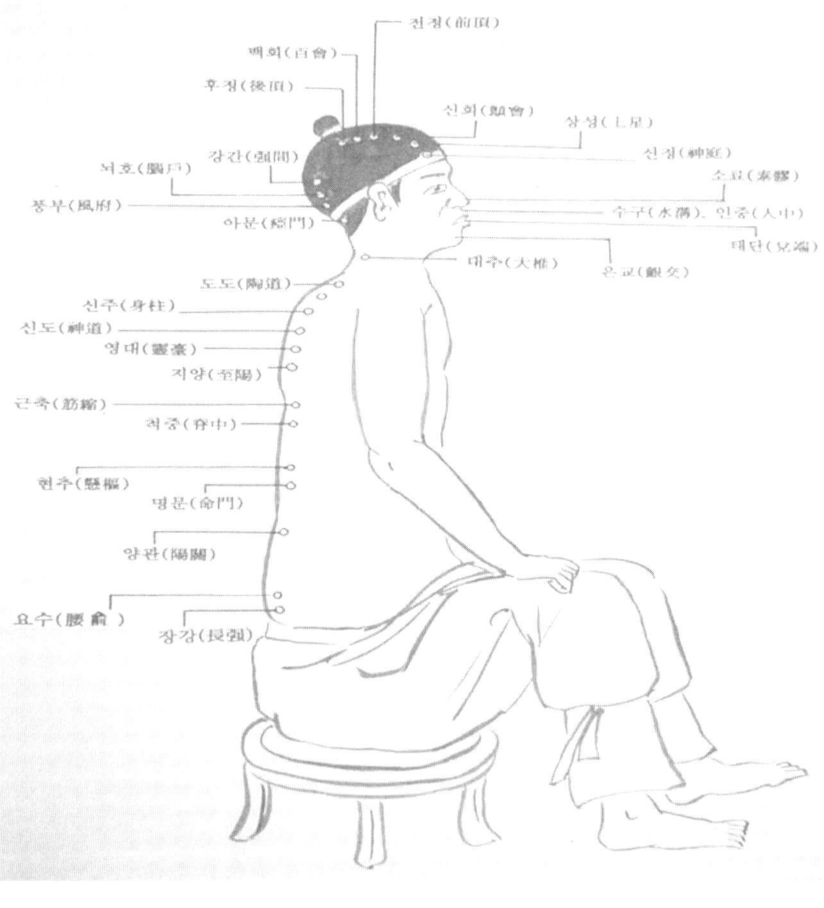


독맥도(督脈圖)

특히 중요한 혈소(穴所)는 명문(命門)으로, 이곳은 원기(元氣)를 기르고 신(腎)을 보하며 정(精)을 갈무리하여, 양기(陽氣)를 북돋워 척추와 허리를 다스리게 하는 중요한 혈(穴)자리이다.

도가호흡에서의 명문은 폐기(廢氣)가 나가는 문(門)이므로, 명문혈을 잘 다스려 여닫는 것이 수행자가 중요시 하여야 할 사항이다.

## 3. 자발동공(自發動功)

꾸준한 호흡 수련을 하게 되면 단(丹)을 형성하게 된다. 이때 형성된 단전 안에 기체가 공을 이루어 스스로 태동(胎動)하기도 하고 배 안에서 무엇인가 지나가는 듯한 현상이 일어나기도 한다. 또한 때로는 뜨거운 기운이 동(動)하여 스스로 움직이기도 하며 배속에서 움틀 거리는 현상을 느낄 수도 있다. 이러한 느낌은 본인이 의식하지 않아도 자연적으로 발생되는 현상이다. 고대 기공에 대한 고전(古典)에도 이와 같은 현상이 기록되어 있으며, 옛날에도 자발동공을 긍정하는 유파와 부정하는 유파간의 주장이 서로 팽배하게 맞서기도 하였다.

1980년대 초반에 한국의 KBS방송에서 인체부양을 한다는 기인들에 대하여 공중파를 통하여 방영한 적이 있다. 그때 이들은 결가부좌를 한 상태로 위 아래로 마구 흔들며 쿵쿵 뛴 적이 있다. 이를 정지화면으로 잡아 공중부양이 가능하다며 방송되어 웃지못할 상황이 연출되기도 하였다.

여기서 말하는 자발동공이란 기를 수양하는 사람들이 특정한 수련을 거치게 되면 사람 몸 안에 기체를 이루게 되는데 그 실체가 스스로 태동하거나 자의적으로 태동시키는 현상을 말함이다. 이때 자발동공을 긍정적으로 인정하는 유파에서는 이러한 자발동공 현상이 인체에 유익하며 오히려 수련의 정도를 깊이 할 수 있는 것이라 주장하는 것이고, 이를 반대하는 유파는 이 자발동공이 실제로 몸 밖으로 나타나는 현상은 그 모습이 마치 미친 사람들이 일으키는 발작증세와 같으니 이러한 모습은 기를 수양하는 사람들에게 올바른 현상으로 받아들이기 어렵다는 주장이다.

실제로 자발동공을 수련 할 때는 밀실에서 해야 하며 그 모습은 정상적인 시각에서는 이해하기 어려운 모습이다.

자발동공을 일으키는 자세로는 앉은 자세, 앉아서 양 다리를 쭉 펴고 하는 자세, 무릎 꿇고 하는 자세, 일어서서 하는 자세, 양손을 앞으로 펴고 하는 자세, 머리만 흔드는 자세, 마보(馬步)로 하는 자세 등 이루 말할 수 없을 정도로 많다.

그렇다면 이러한 양극현상을 초래하는 자발동공을 하는 이유는 무엇일까? 자발동공은 진원의 그릇에 가득 찬 진기를 퍼내어 신체 각 부위에 골고루 보내어 몸을 보양하며 기가 전신에 미치도록 하는 것이다. 이러한 수련을 그릇에 가득 찬 물을 퍼내고 다시 새로운 물로 채운다는 것을 의미한다. 이렇게 하여 진원의 그릇에 기를 가득 채우고 다시 펴내고, 다시 채우는 수련을 반복하여 마침내 기의 극정(極頂)을 이루는 것이다. 즉 자발동공을 긍정적으로 인정하는 제창파나, 이를 반대하는 반대유파도 기를 수양하기 위하여서는 진기(眞器)가 필요하다는 것은 인정하고 있다.

또한 자발동공의 공능 형태는 파동과 파장으로 이루어지며, 이는 연공이 이루어졌을 때 해야지만 비로소 몸에 유익하며 아무런 해가 없다는 것을 명심해야 한다. 연공이 되지 않은 자가 자발동공을 하게 되면 빈 그릇의 기를 흔들어 펴내는 것과 같기 때문에 매우 위험한 상태에 이르게 된다. 다시 말해서 충분한 수련과정을 거치지 않은 자가 과욕만으로 자발동공을 하게 되면, 스스로 몸을 크게 망신(亡身)하기 때문에 이를 잘 음미해야 한다.

## 4. 입정(入靜) - 의식을 집중하다.

「역경(易經)」에서는 가만히 정좌하고 움직이지 않으면 영감(靈感)이 나와 사물을 꿰뚫어 볼 수 있다고 기록하고 있으며, 장자에 의하면 사물을 보지 말고, 듣지 말며 마음을 고요히 한곳에 모으면 인간의 몸은 무병장수할 수 있다고 주장하였다. 유가(儒家)에서도 스스로 마음을 안정하고 정좌하여, 마음을 맑게 하게 되면 천리(天理)를 깨달을 수 있다고 했다. 입정이란 참선과 묵정등과도 같은 개념으로 사람 마음이 온갖 잡념을 물리치고, 오직 한 곳으로 집중하여 심신의 일치된 상태를 의미한다.

일반적인 입정(入靜)과정은 수양자가 심신을 가다듬고 호흡을 편안하게 하여 몸을 안정시킨다. 그리고 호흡을 고르게 하고 안정이 되면 비로소 마음이 편안해지며 의식을 집중한다. 이때 의식의 정점에서 신체의 안정과 함께 호흡을 편안하게 명상상태로 들어간다. 명상이 깊어지면 호흡을 잊게 되고 몰입된 상태가 되며 편안한 정적을 느끼게 된다. 이 순간 의식을 놓치게 되면 공(空)의 상태에 빠지게 되므로 의식을 놓치지 말고 끊임없이 집중하도록 노력해야 한다. 그렇게 되면 몸 안에서 자연스럽게 청량하고 맑은 향(香)이 우러나오며 깊은 명상의 선(禪)을 깨닫게 된다. 이것을 입정(入靜)이라 한다.

## 5. 호흡의 순리(順理)

호흡을 수련하는 모든 유파에서는 꼭 세 가지를 지켜야 한다. 이것을 삼조(三條)라 한다.

첫 번째 조식(調息-호흡을 조절한다)

두 번째 조심(調心-마음을 조절한다)

세 번째 조신(調身-몸의 긴장을 풀고 일정한 자세를 유지한다)

이상의 세 가지를 지켜 행하여야 한다. 그렇지 않으면 다음과 같은 주의사항을 명심해야 한다. 그렇지 않으면 호흡수련이 자칫 신체에 위해를 가져오는 지경에 이르게 된다.

① 처음으로 호흡 수련을 하는 자는 호흡을 할 때 풀무질의 강도를 잘 조율을 하지 못 하게 되므로 몸에 무리가 생겨 금방 지쳐 버리게 된다. 이때 나타나는 현상으로는 기가 상기(上氣)하거나 몸의 긴장이 뻣뻣하게 나타나 무리가 느껴지므로 신체상에 필요이상의 많은 힘이 가해지는 것을 알 수 있다. 처음 호흡에 입문 한 자는 호흡의 강도와 이완을 조율하여 편안하게 유도한다.

② 호흡을 할 때 들여 마시는 호흡은 짧게 하고 나가는 호흡은 길게 한다. 이렇게 하면 장부의 연동(連動)이 강해진다.(하지만 내기(內氣)를 닦을 때는 긴 호흡으로 하여야 한다)

③ 호흡 수련 중에 다양한 호흡법을 배웠어도 한번에 다 하려는 욕심을 버려야 한다. 그 이유는 무리한 호흡을 하려고 욕심을 내면 오히려 몸을 망치는 결과를 낳을 수도 있으므로 상황에 따라 단계적으로 하는 것이 좋으며, 조석으로 40분 정도의 수련이 가장 이상적이다.

④ 호흡 수련을 할 때에는 지도자의 지시에 따라 배우고 익힐 것이며, 타인의 수련 형태를 보고 흉내를 내거나, 빨리 달성하려고 욕심을 내어서는 안 된다.

⑤ 호흡을 연공 할 때 숨결에 무리한 힘을 가하면 두통이 일어 날 수도 있다. 이럴 때는 호흡을 정지하고 편안하게 이완하여 쉬는 것이 좋다.

⑥ 깊은 호흡을 할 때에는 문을 잠그고 타인으로부터 방해를 받지 말아야 한다.

⑦ 호흡을 할 때에는 급한 마음으로 빨리 하려는 생각을 버려야 한다.

⑧ 호흡을 할 때에는 코를 통하여 들여 마시고 코를 통하여 내보내야 한다. 이때

호흡을 천천히 하는 연공법과 급하고 강하게 하여 토납행기(吐納行氣)하는 것과 같은 호흡이 있다. 호흡을 할 때에 수양자가 제일 중요시하여야 할 것은 풀무질 역할을 하는 신체운동과 호흡, 그리고 기(氣)의 절제 등으로 이어지며 기의 순환을 고르게 해야 신체에 무리가 가지 않는다.

⑨ 호흡을 할 때에는 불필요한 복장을 갖추지 않는다. 옷을 느긋하게 하여 복부를 압박하는 일이 없어야 한다.

⑩ 호흡을 할 때에는 수건을 준비하여 타인에게 불필요한 불쾌감을 주지 않는다.

⑪ 호흡을 할 때에는 차(茶)를 마시며 하는 것이 효과적이다. 그러나 일반적인 차는 냉기를 가지고 있지만 보이차(普洱茶)의 경우는 열을 갖고 있어 호흡할 때에 같이 마시면 좋다.

## 6. 설저상악(舌抵上顎)

혀를 입천장에 붙이는 것을 "설저상악" 이라고 한다. 혀를 입천장에 붙이고 숨결을 토하여 보면 입으로 한 치의 숨결도 나가지 못하는 것을 알 수 있다. 이렇게 하여 입으로 들어오는 호흡과 나가는 호흡을 막고, 코를 통하여 올바른 호흡을 하게 된다.

혀를 입천장에 붙이는 것은 몸 안에서 기가 흐트러지지 않고 법륜(法輪)을 형성하여 끊임없이 돌게 되며 기(氣)의 안정된 순환을 위하여 닫는 것을 의미한다.

## 7. 기의 자장(磁場)을 느낀다

신체에는 기가 흐르며 이러한 기를 통하여 사람은 상호간에 기가 전송유동하고 있다. 호흡을 수련하는 자가 호흡에 집중 할 때에 신체부위에 나타나는 현상의 자장과 맥의 고조를 지도자가 느낄 수 있으며 호흡하는 사람의 자장과 같은 파동(波動)을 느낄 수 있다. 이 자장의 느낌을 연공이 끝날 때까지 이어져야 하며 지도자는 자장의 흐트러짐이 없게 관심을 가지고 지켜봐야 한다. 연공자는 이 느낌을 끝까지 이어가야 한다. 이때 호흡을 수련 하지 않은 자도 연공자의 자장을 느낄 수 있으며, 기의 존재를 확인 할 수 있다. 연공자의 호흡을 통하여 자장을 발하는 것을 다음과 같은 방법으로 느낄 수 있다.

① 연공자의 손가락이나 맥이 지나는 곳에 손을 대어보면 자장이 뛰는 것을 알 수 있다. 이때 기가 흐르는 것을 알 수 있다.

② 눈을 감고 자신의 이마에 가깝게 손가락을 대어보면, 기감(氣感)이 느껴 질 것이다. 타인의 이마에 손가락을 대어 봐도 알 수 있다.

③ 양 손바닥을 벌려 가깝게 대어 봐도 알 수 있으며, 양 손 바닥 안에 손의 힘을 풀고 집어 넣어보면 전기가 흐르는 것과도 같은 현상을 느낄 수 있다.

④ 수양자는 몸을 편안히 하여 좌정하고 왼손은 좌측 무릎 위에 편안히 덮고 오른손 손바닥을 펴서 손가락을 모두 편다. 서서히 왼쪽 어깨선을 따라 2센치 정도의 공간을 두고 손등까지 따라 내려간다. 이렇게 하면 기감(氣感)이 따라 내려가는 것을 알 것이다.

⑤ 연공이 끝나면 수양자는 자장의 느낌으로부터 벗어나야 한다. 연공 후에까지 기 감(氣感)을 의식적으로 느끼는 것은 자장의 생각에 갇히게 되므로, 수양자는 연공 후 맑은 정신과 정화된 신체로 조화로운 심신을 갖게 된다.

# V. 팔금가(八金歌)

팔금가는 외가도인법(外家導引法)의 입문단계로서 몸의 근육을 잡아당기고 늘리며, 근육의 긴장과 이완, 각 관절의 유연성 등을 만들어 가는 수련과정이다. 또한 호흡을 통하여 신체를 조율하여 집중력과 몸의 바른 자세와 탄력을 키우는 일종의 유연체조이다. 남녀노소 구별 없이 누구나 할 수 있으며 꾸준히 자기 자신의 체력에 알맞게 횟수를 정하여 차츰 늘려가며 수련한다면 오래지 않아 균형 잡힌 신체의 모습과 체력이 향상되고 있음을 느끼게 된다. 팔금가는 권공(拳功), 궁전보(弓箭步), 역환보(力環步), 음양공(陰陽功), 팔괘공(八卦功), 통천포(通天包), 웅보(熊步), 팔로공(八路功) 등 여덟 가지 동작으로 이루어져 있다.

☞ 공(功); 연공의 개념.
☞ 보(步); 골반을 틀어 몸을 바르게 하여 균형을 잡아주는 개념.

## 1. 권공(拳功)

### 가) 자세 및 동작

(1) 발을 어깨넓이로 벌려 정립 자세로 선다.(발은11자로 두 손은 가볍게 펴 내린다.)

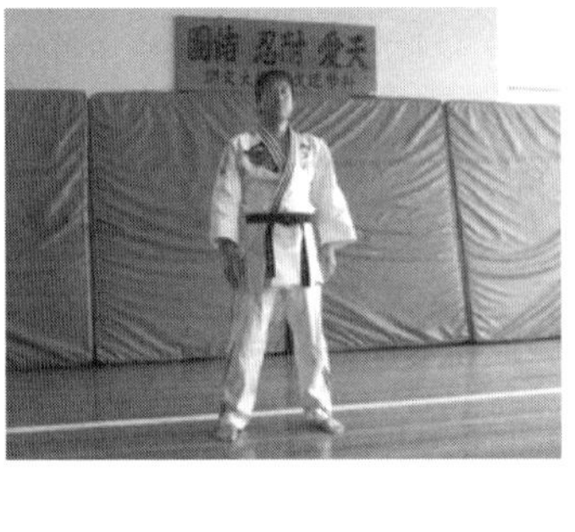
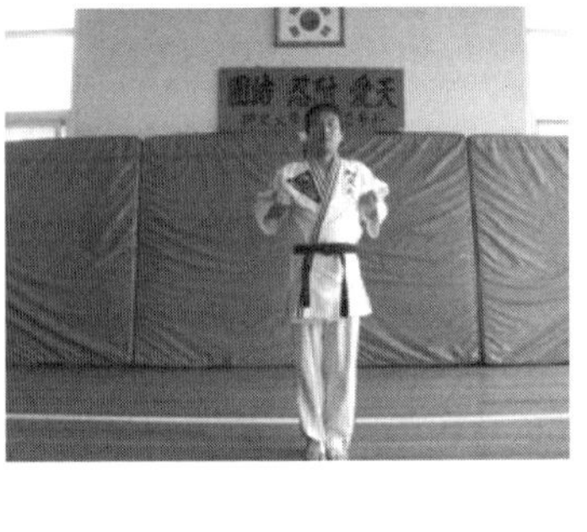

(2) 숨을 들어 마시며 우측 발을 좌측발로 붙이며 양손을 주먹을 쥐어 겨드랑이 쪽으로 끌어 올려 둔다.(팔꿈치를 최대한 올리고 가슴을 쭉 편다.)

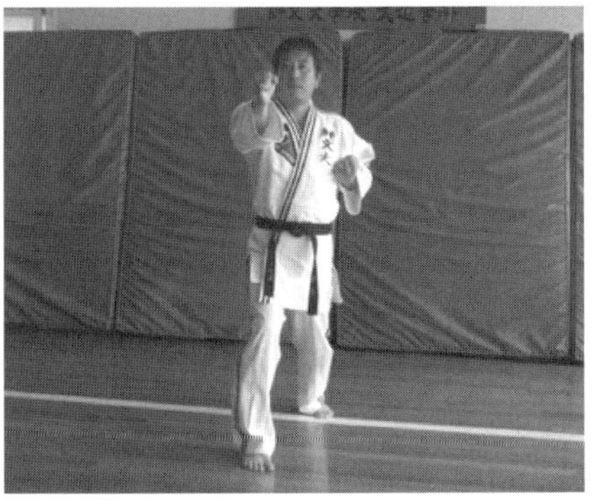

(3) 숨을 멈추고 좌측 발을 우측 발과 일직선이 되도록 뒤로 어깨 한배 반 정도를 빼고 무릎은 펴고 우측 발은 무릎을 90'도 구부린다.(등산식) 이때 상체를 쭉 펴고 정면을 향하도록 한다.

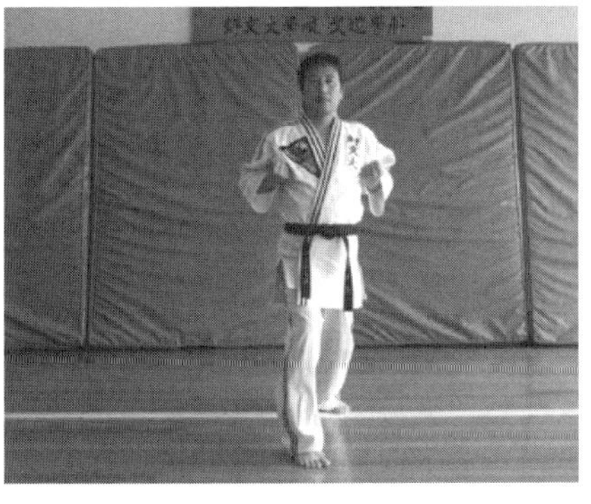

(4) 숨을 내쉬며 우측 팔을 주먹을 자신의 정 중앙으로 가져와 정면 일직선으로 힘을 주어 민다.(주먹을 꽉 쥐어 상대의 명치를 향하여 밀며 어깨는 수평을 유지한다.)

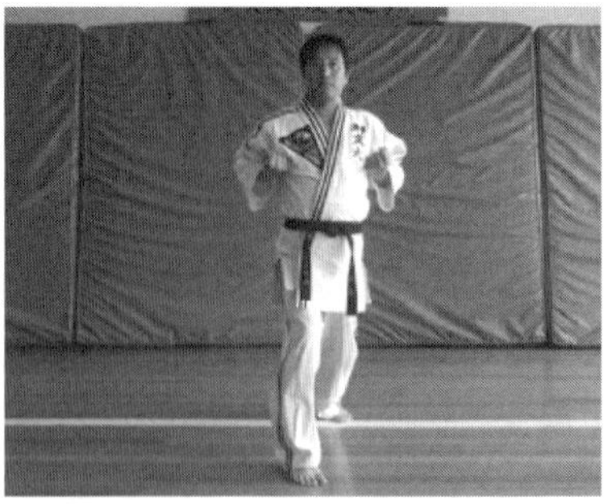

(5) 숨을 들이마시며 우측 팔을 당겨 겨드랑이에 원위치 한다.(주먹의 힘을 빼지 않는다.)

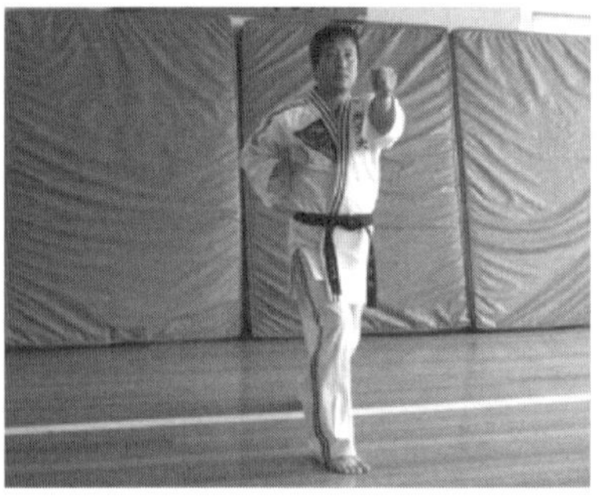

(6) 숨을 내쉬며 좌측 주먹을 상대의 명치를 향하여 밀며 (4)와 마찬가지로 어깨는 움직이지 않는다.

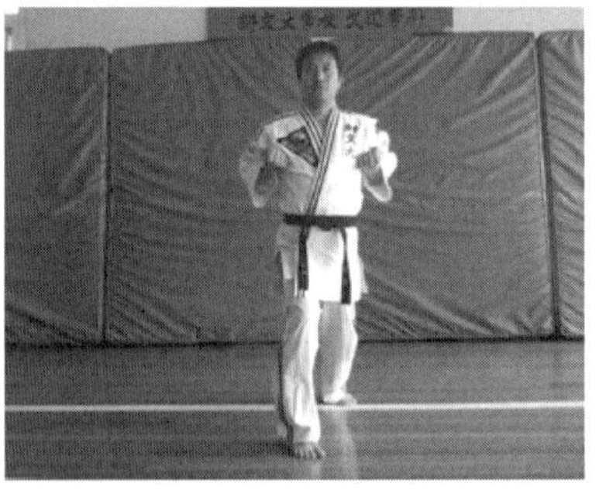

(7) 숨을 들이마시며 팔을 당겨 겨드랑이에 원위치 한다.(주먹의 힘을 빼지 않는다.)

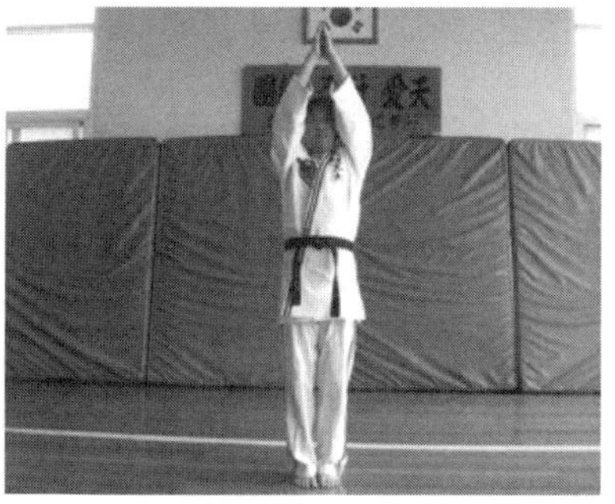

(8) 숨을 내쉬며 좌측 발을 우측 발에 모아오고 양손을 가슴 앞에 합장한 후 일직선으로 머리 위로 올린다.

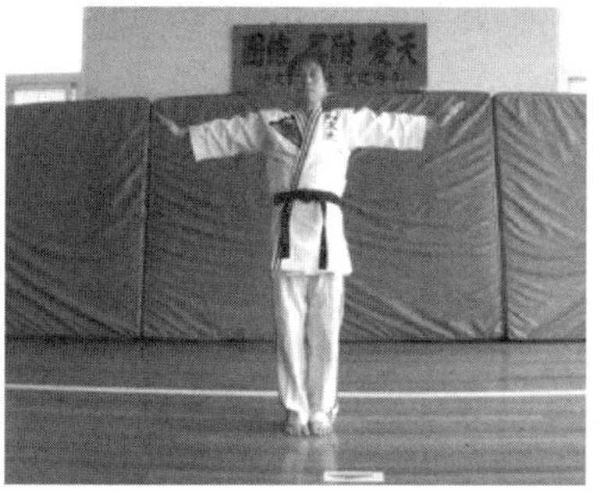

(9) 숨을 들이마시며 좌·우측으로 양손을 펴내려 다시 가슴 앞에 모은다.

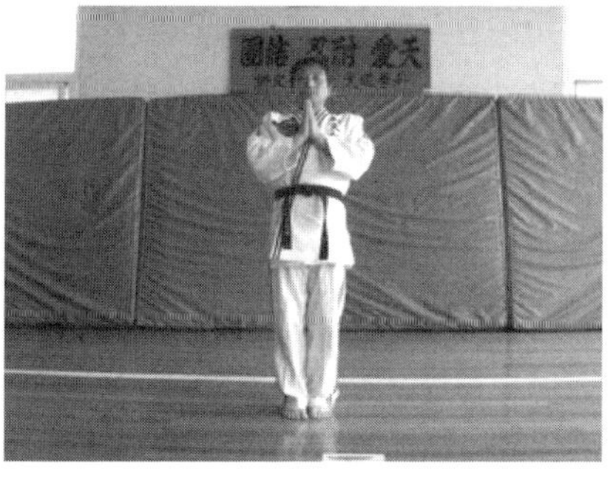

(10) 숨을 내쉬며 우측 발을 어깨넓이로 벌리며 두 손바닥이 지면을 향 하도록 하여 눌러 내린다.

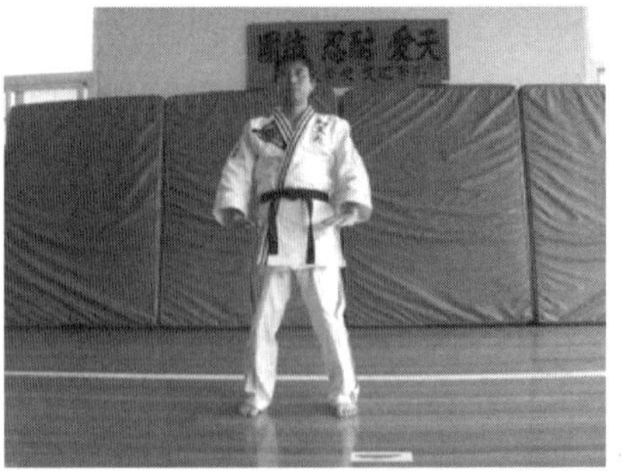

나) 횟수 및 방법

(1) 20회를 기본 횟수로 한다.
(2) 각 개인의 체력에 맞게 횟수를 늘려 수련 하도록 한다.
(3) 우측 발을 앞으로 하여 실시 한 후 좌측 발을 앞으로 하여 같은 횟수를 실시한다.
(4) 호흡은 단전으로 깊이 들이마시고 내쉰다.

다) 효과

(1) 앞무릎을 굽히고 뒤 무릎은 펴주므로 허벅지의 근력이 강화 되어 무릎이 약한 사람에게 좋다.
(2) 허리 및 골반을 틀어 고정 시켜주므로 근육 이완이 되어 허리가 강해진다.
(3) 척추가 바르게 펴진다.
(4) 좌·우 팔꿈치를 올려 가슴을 펴 주므로 어깨 및 등 쪽의 근육이완이 되어 50견 예방 및 치료 효과가 있다.
(5) 호흡을 통하여 한 점을 중심으로 주먹을 밀므로 집중력이 커진다.
(6) 팔의 미는 힘이 증가하여 주먹의 파괴력이 강해진다.

## 2. 궁전보(弓箭步)

### 가) 자세 및 동작

(1) 발을 어깨넓이로 벌려 정립 자세로 선다.(발은11자로 두 손은 가볍게 펴 내린다.)

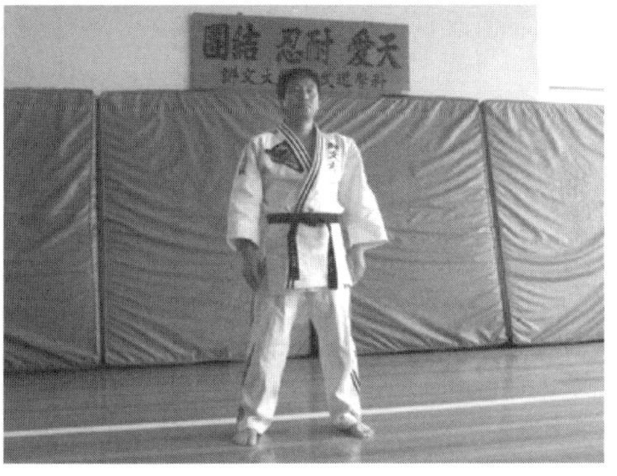

(2) 숨을 들이마시며 우측 45'도 몸을 틀며 우측 발을 좌측 발로 이동하여 모으며 좌·우 손을 가슴 앞으로 모아 합장을 한 후 숨을 내쉰다.

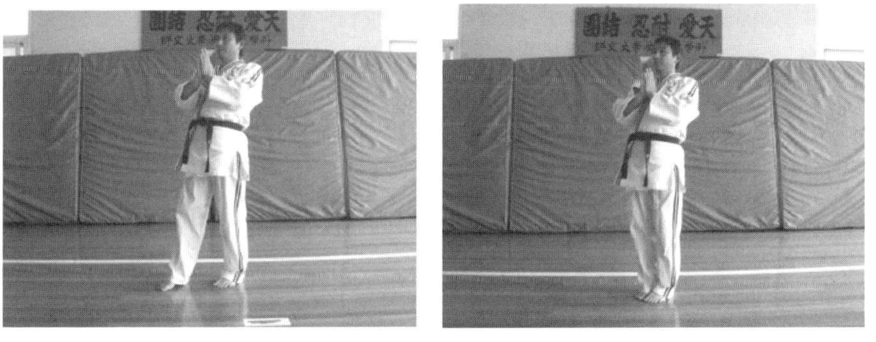

(3) 숨을 들어 마시며 좌측 손을 머리 위로 수식으로 펴 올린다.

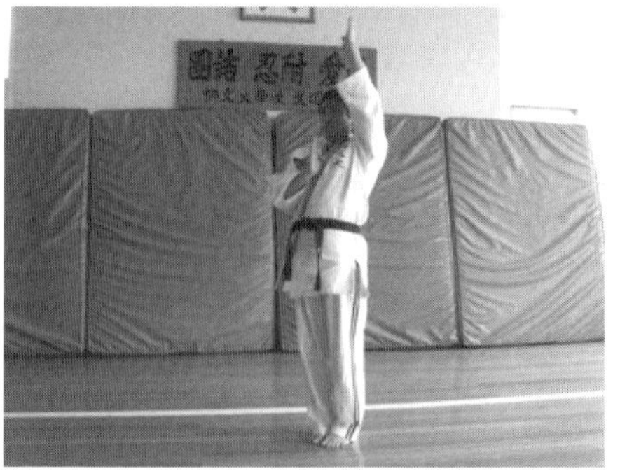

(4) 숨을 내쉬며 좌측 손을 정면으로 내린다.(고개를 돌려 시선은 정면으로 향 하도록 하고 손날을 세운다.)

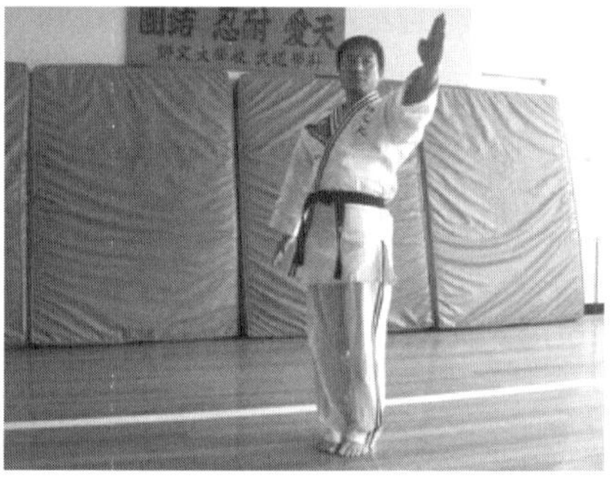


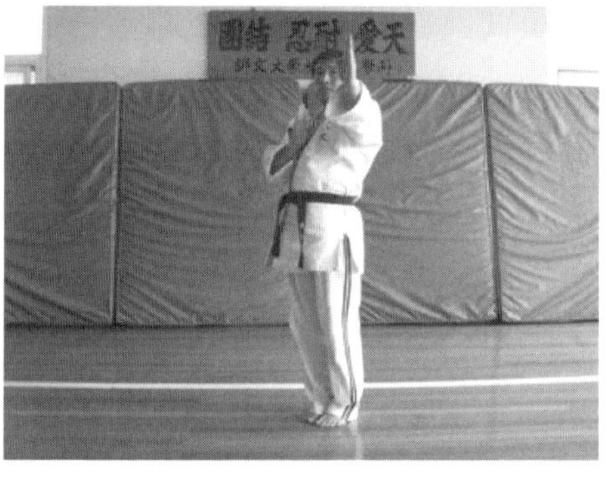


(5) 숨을 들이마시며 우측 손을 아래로 내려 뒤로 돌려 머리 위로 올린다.

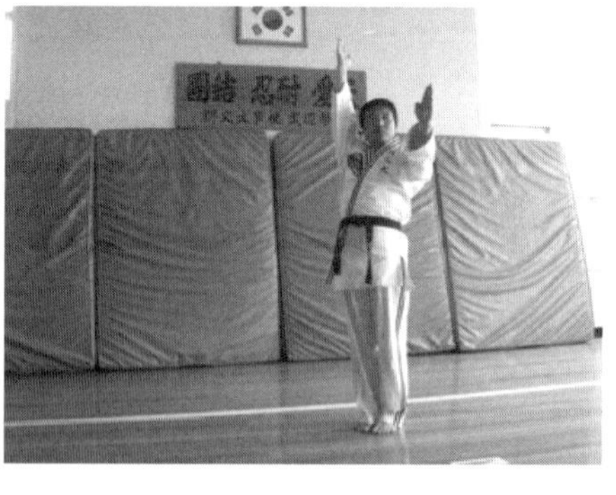

(6) 숨을 내쉬며 허리를 틀며 우측 손을 정면으로 내려 손바닥을 교차 시킨다.(어깨

가 수평이 되도록 한다.)

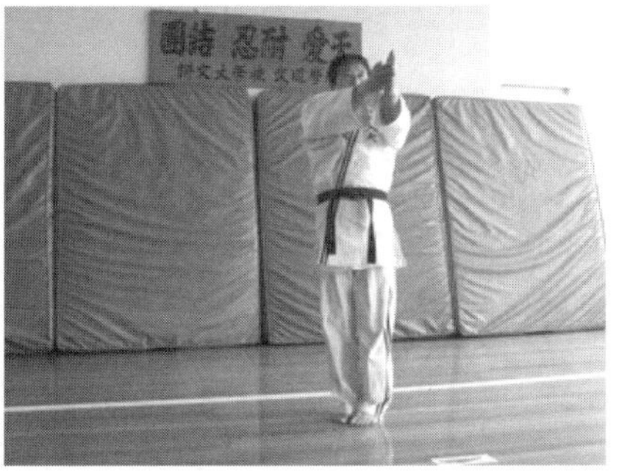

(7) 숨을 들어 마시며 두 손을 짜주어 좌측 손은 손날이 정면으로 향 하도록 하여 손목을 세우고 우측 손은 활시위를 당기듯 손가락을 접어 우측 어깨에 붙여 최대한 뒤로 빼고 팔꿈치는 어깨선보다 위로 가도록 올린다.(이때 우측 발을 뒤로 빼 무릎을 90도로 굽혀 앉고 좌측 발은 발바닥이 땅에 닿도록 하여 발끝을 몸 쪽으로 최대한 접어주고 무릎은 쭉 편다. 시선은 정면의 한 점에 고정 시킨다.)

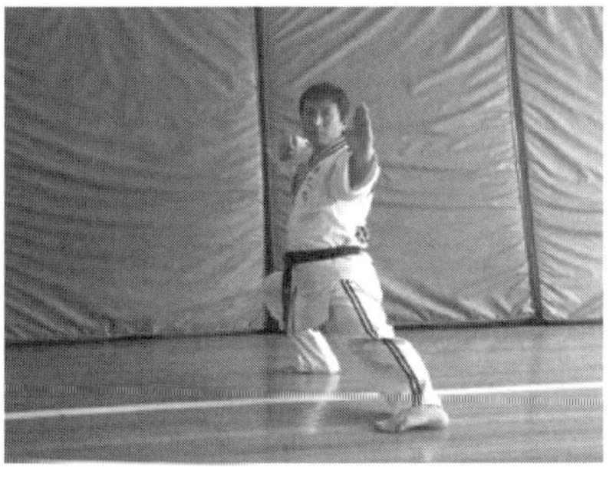

(8) 호흡을 멈추고 약 6~10초간 그대로 머무른다.

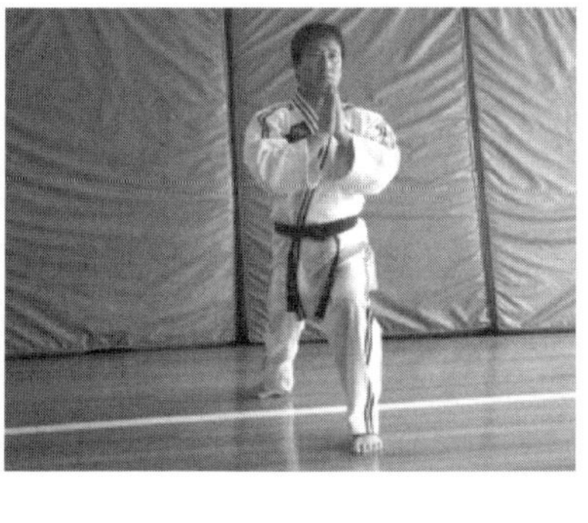

(9) 숨을 내쉬며 골반을 정면으로 틀며 우측 무릎을 펴 중심을 좌측발로 이동하여 우측 발을 당겨 좌측 발에 모아 오며 우측 손을 좌측 손에 모아 합장하여 일어서고 두 팔을 모아 그대로 위로 펴 올린다.

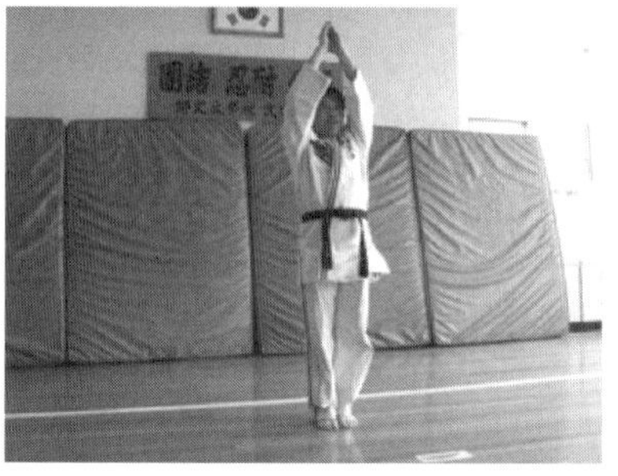

(10) 숨을 들이 마시며 두 팔을 펴내려 양손바닥을 모아 가슴 앞에 합장하여 둔다.

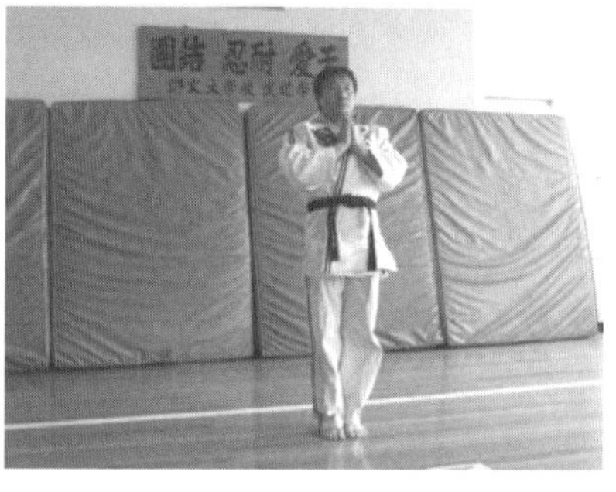

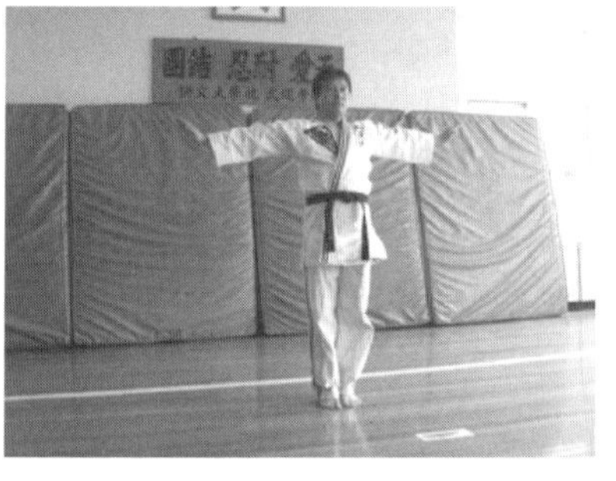

(11) 숨을 내쉬며 우측 발을 어깨 넓이로 벌리며 두 손 바닥이 지면을 향 하도록 하여 내린다.

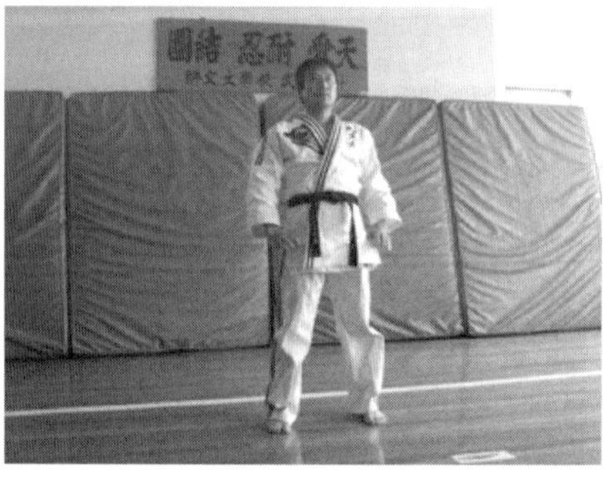

### 나) 횟수 및 방법

(1) 우측방향으로 8회 실시하고 좌측으로 8회 실시한다.

(2) 온몸이 펴지도록 팔을 최대한 펴  동작을 크게 한다.

(3) 각자의 체력에 맞추어 회수를 늘려간다.(최소한 3회에서 4회 실시)

### 다) 효과

(1) 어깨를 돌려주며 호흡하므로 어깨 관절을 풀어 주어 견갑 통에 효과가 좋다.

(2) 뒤로 중심을 실어 낮추어 주므로 하체에 힘을 기르고 골반 및 무릎의 근육 이완이 되어 무릎 관절과 요통에 좋다.

(3) 손목을 꺾어 손을 세워주고 뒤 팔꿈치를 접어 올려주므로 팔과 가슴 어깨 등의 근육 이완이 이루어지며 척추가 펴져 몸의 균형이 잡힌다.

(4) 시선을 정면의 한 목표에 고정하므로 집중력이 강해진다.

(5) 골반을 옆으로 이완시키는 효과가 크다.

## 3. 역환보(力環步)

### 가) 자세 및 동작

(1) 발을 어깨넓이로 벌려 정립 자세로 선다.(발은11자로 두 손은 가볍게 펴 내린다.)

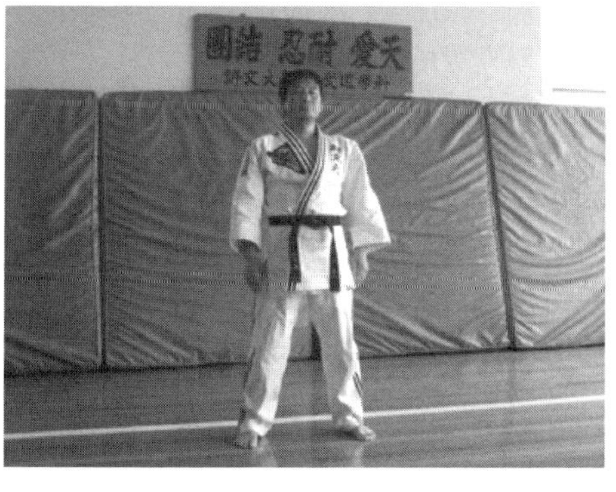

(2) 숨을 들이 마시며 천천히 두 손을 가슴 앞으로 모은다.

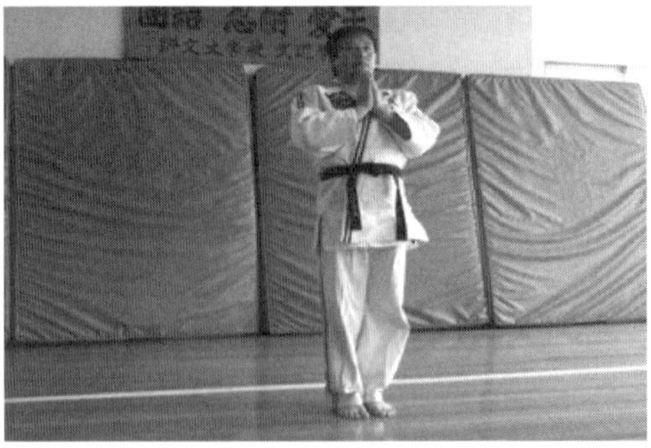

(3) 숨을 내쉬며 좌측 손을 위로 우측 손을 아래로 뻗어 올리고 내린 후 우발을 뒤 일직선으로 빼 우발에 중심을 실어 70% 앉으며, 좌 손은 손바닥이 지면을 향하도록 내리 누르고, 오른쪽 손은 뒤로 돌려 올려 상체와 일직선이 되도록 펴 올려 손바닥이 정면을 향하도록 한다. 이때 좌측 무릎은 펴고 발뒷꿈치 만 땅에 대고 발바닥이 정면으로 가도록 한다.

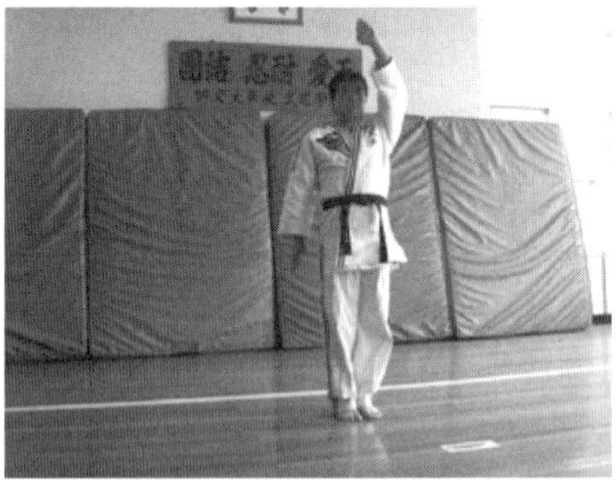

(4) 호흡을 멈추고 6~10 초간 멈춘다.

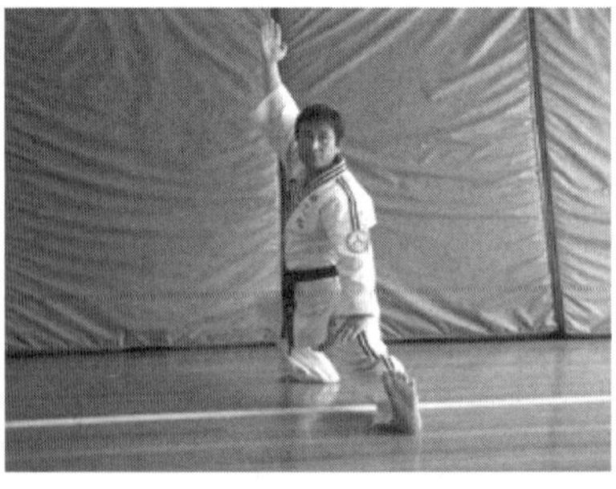

(5) 숨을 들어 마시며, 우 손을 뒤로 돌려 내리면서 우발로 상체의 중심을 밀며 골반을 틀어 정면으로 두고 두 손이 모아지면 그대로 우발을 좌 발에 가져와 붙여 일어선다. 이때 숨을 계속 들어 마시며, 합장한 손을 일직선으로 하늘로 펴 올린다.

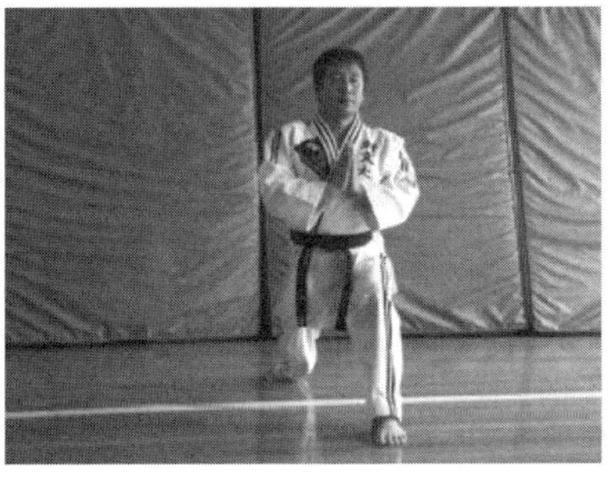

(6) 숨을 내쉬며, 좌 우 손을 좌, 우로 펴 내린다.(좌·우 45도까지 내쉰다.)

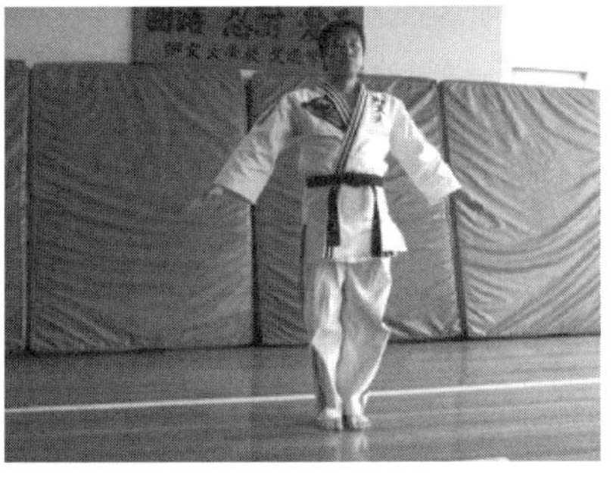

(7) 숨을 들어 마시며, 우측 발을 모아오며 양손은 모아 가슴 앞에 합장한다.

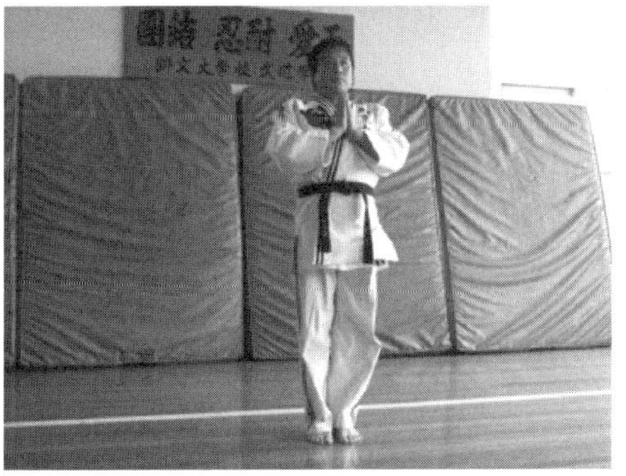

(8) 숨을 내쉬며, 우측 발을 어깨넓이로 벌려서며 양손을 허리 아래로 내린다.

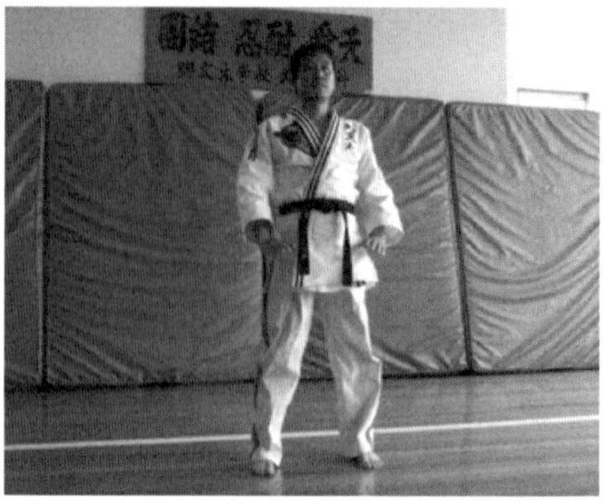

나) 횟수 및 방법

(1) 우측 방향으로 8회 연속 실시 후 좌측 방향으로 8회 연속 실시한다.

(2) 체력이 약한 사람은 3회 내지 4회 우측 좌측으로 교대 실시하며 횟수 을 늘려 간다.

(3) 시선은 정면을 보고 앉은 자세에서 상체를 최대한 펴주도록 한다.

다) 효과

(1) 골반이 앞뒤로 이완 되는 효과가 있으며 무릎의 앞 뒤 근육이 이완된다.

(2) 우측 손을 쭉 펴 올리므로 써 늑골 및 근육이 이완되어 등 및 어깨 결림 등에 효과가 있다.

(3) 뒤로 앉았다. 일어서므로 하체의 힘이 길러진다.

(4) 궁전보 보다 골반의 이완 효과가 크다.

## 4. 음양공(陰陽功)

### 가) 자세 및 동작

(1) 발을 어깨넓이로 벌려 정립 자세로 선다.(발은11자로 두 손은 가볍게 펴 내린다.)

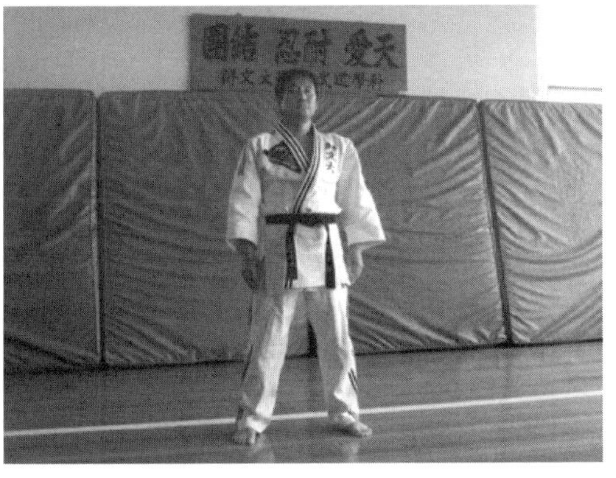

(2) 숨을 들이 마시며 두 손을 가슴 앞으로 합장한 후 그 자세로 숨을 내 쉰다.

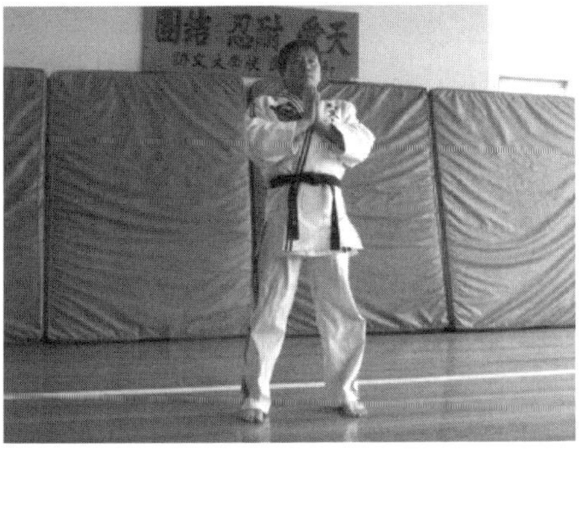

(3) 숨을 들이 마시며 시선은 정면으로 두고 우측 팔을 손바닥을 세워 우측으로 밀어 편다. 이때, 양 손바닥에만 힘을 주며, 어깨선과 수평으로 편다.

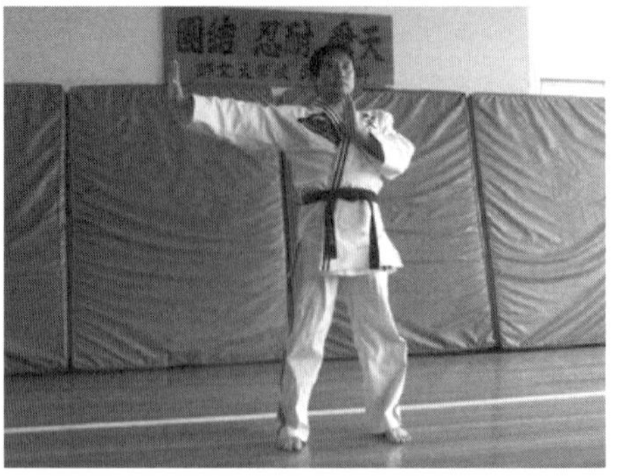

(4) 숨을 내쉬며 우측 손을 좌측 손으로 모아 온다. (3)과 마찬 가지로 양손바닥의 힘을 빼지 않는다.

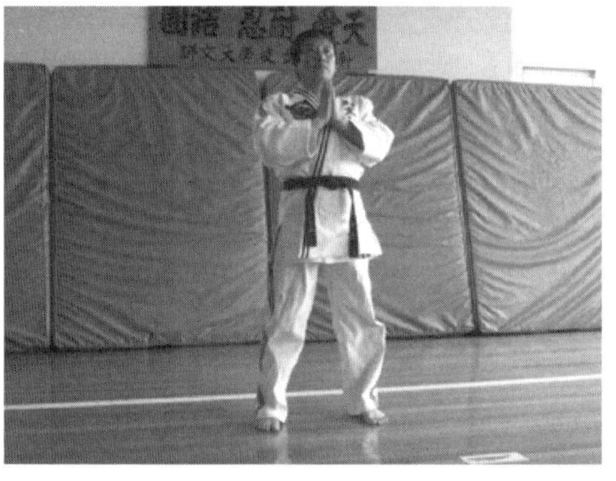

(5) 숨을 들이 마시며 좌측 손을 (3)과 같은 방법으로 밀어 편다.

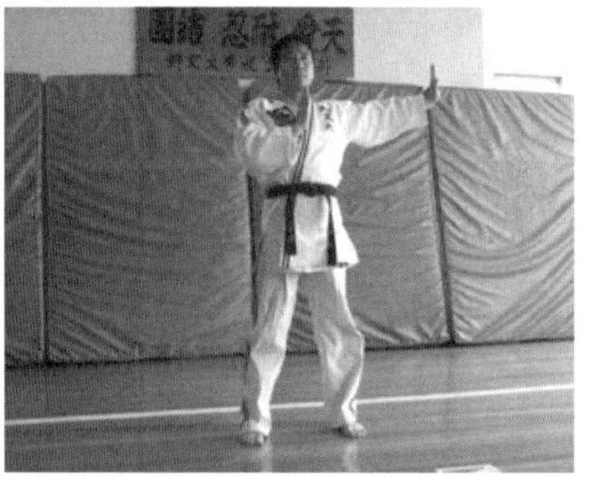

(6) 숨을 내쉬며 좌측 손을 (4)와 같은 방법으로 모아온다.

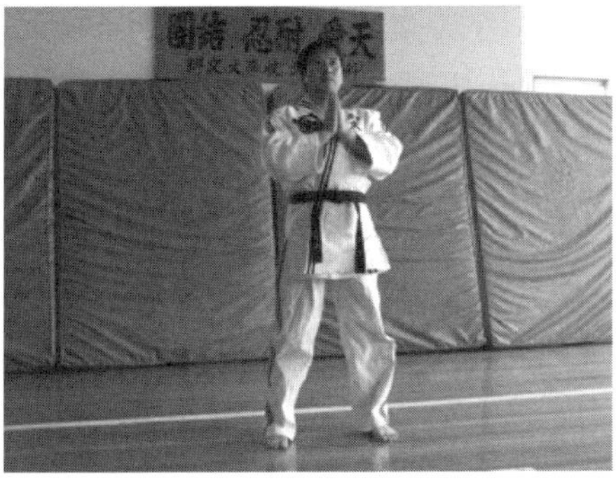

(7) 숨을 들이 마시며 두 손바닥이 하늘로 향하도록 하여 밀어 올린 후 상체를 뒤로 약간 젖힌다.(이때 허리를 중심으로 상체는 하늘로 하체는 땅으로 분리시키듯 한다.)

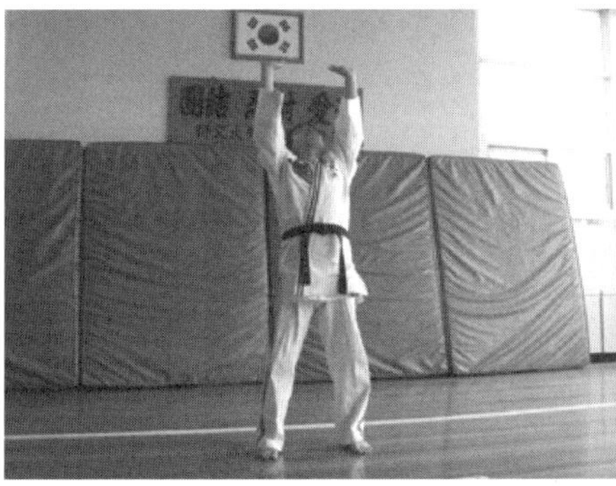
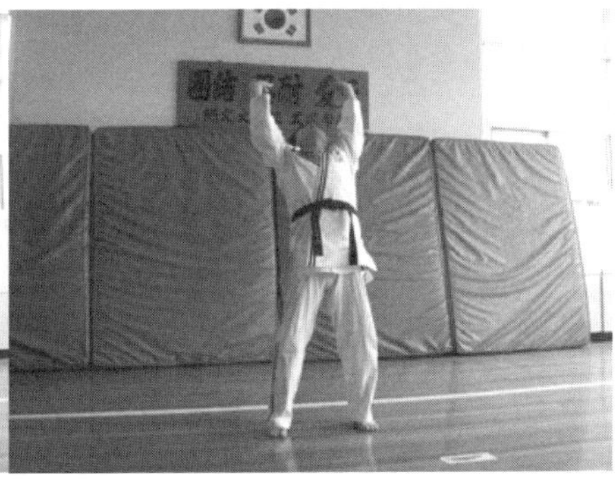

(8) 숨을 내쉬며 상체를 편 채로 숙여 내려 양손으로 각각 양 발의 뒤 발목을 잡는다.

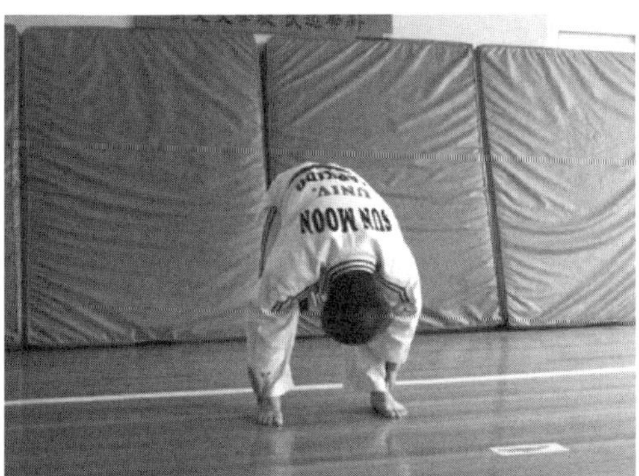

(9) 숨을 들어 마시며 허리를 우측으로 90도 튼다.(이때 무릎은 편 상태 그대로 유지)

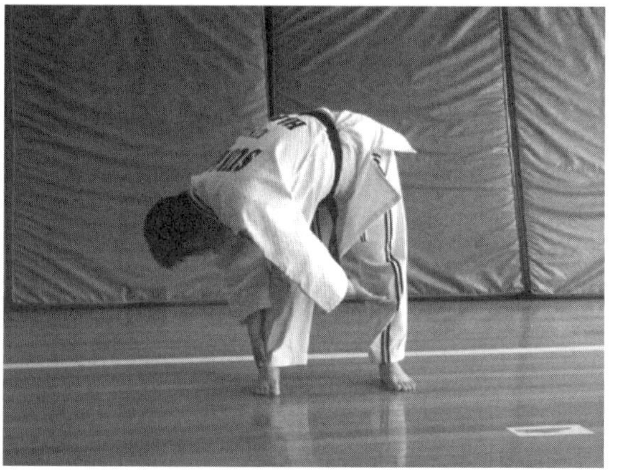

(10) 숨을 내쉬며 허리를 좌측으로 90도 튼다.

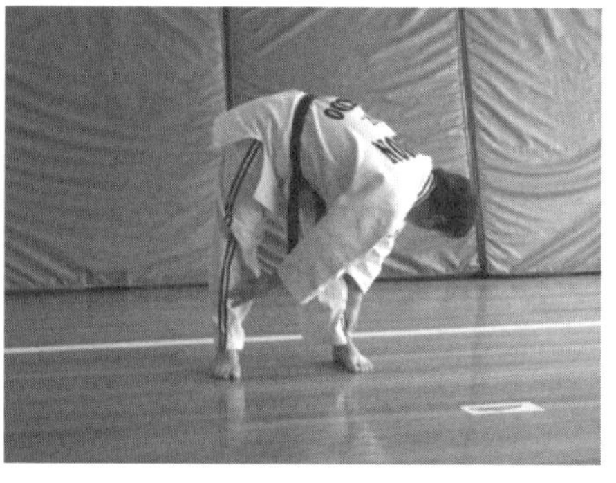

(11) 숨을 들이마시며 상체를 일으켜 세운다. 이때 두 손은 양쪽 옆 허리에 둔다.

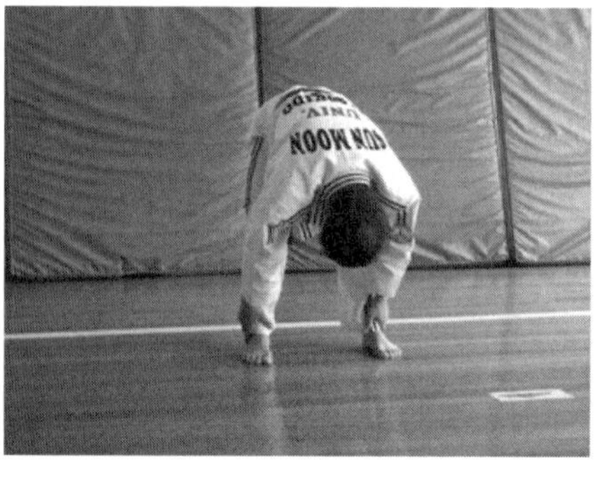

(12) 상체가 쭉 펴졌을 때 숨을 내쉰다.

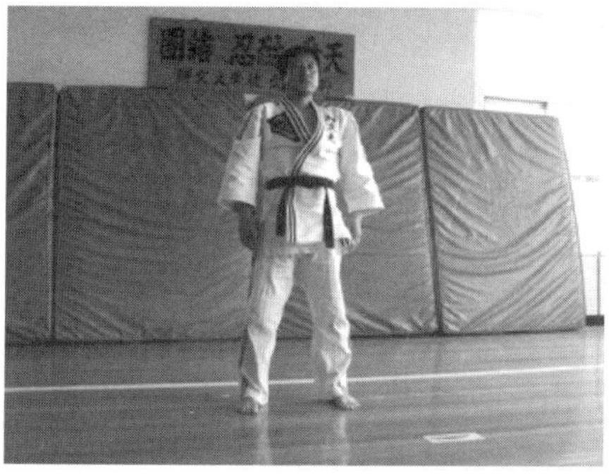

나) 횟수 및 방법

(1) 상기 방법으로 연속 8회 실시한다.
(2) 최소한 3회 이상 실시하며 횟수를 늘려 간다.
(3) 허리를 최대한 펴주고 틀어준다.

다) 효과

(1) 역 환 보 까지 충분히 수련 후 음 양 공을 함으로써 몸을 펴주는 작용을 한다.
(2) 척추의 이완 효과 및 허리 을 좌 ·우로 틀어 줌으로 이완 효과가 크다.
(3) 허리가 아픈 사람에게 좋나.

## 5. 팔괘공(八卦功)

### 가) 자세 및 동작

(1) 발을 어깨넓이로 벌려 정립 자세로 선다.(발은11자로 두 손은 가볍게 펴 내린다.)

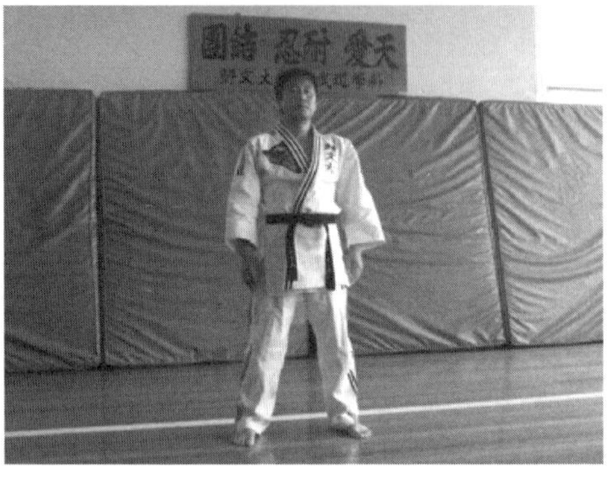


(2) 숨을 들이마시며 우측 발을 좌측발로 모아오고 두 손을 가슴 앞으로 모아 합장을 한 후 숨을 내쉰다.

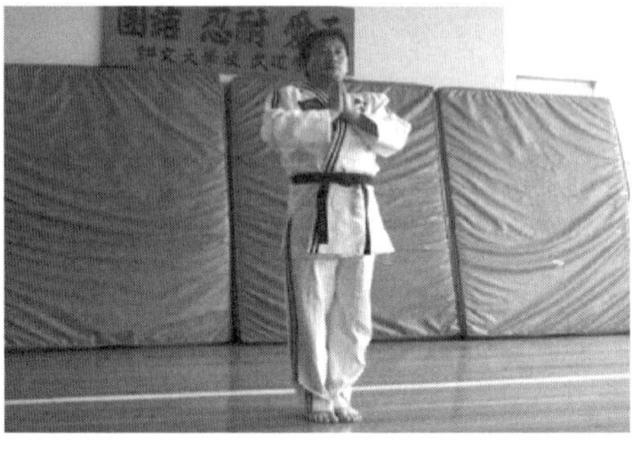

(3) 숨을 들이 마시며 우측 손은 위로 좌측 손은 아래로 내려 우측 손은 우측으로 좌측 손은 좌측으로 돌려 내리고 올려 교차 시킨다.

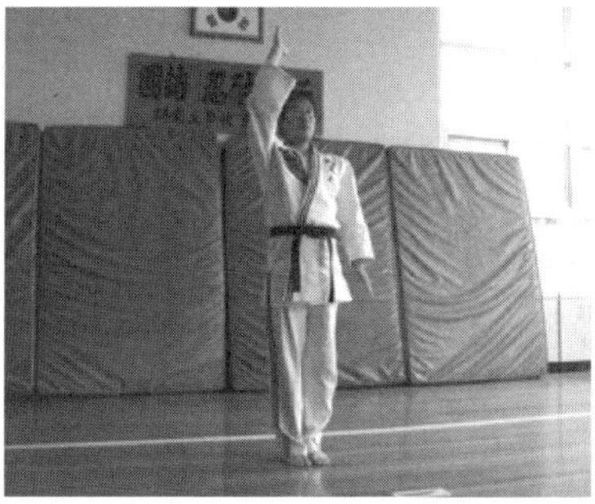
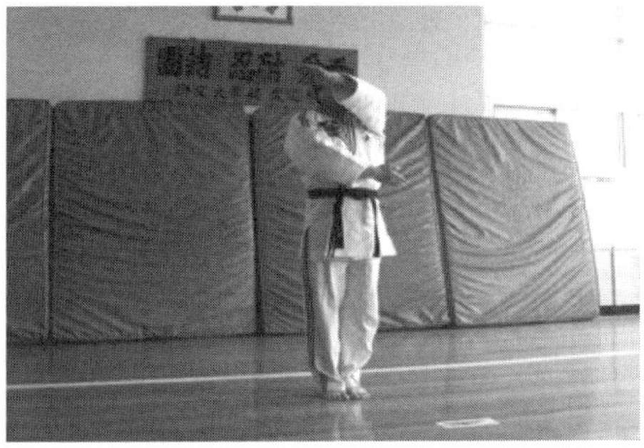

(4) 숨을 내쉬며 손바닥이 서로 교차 하도록 좌측 손은 대각으로 내리고 우측 손은 올리며 우측 발을 좌측 무릎 앞으로 올린다.(좌측 손바닥은 지면으로 우측 손바닥은 하늘로 향하도록 한다.)

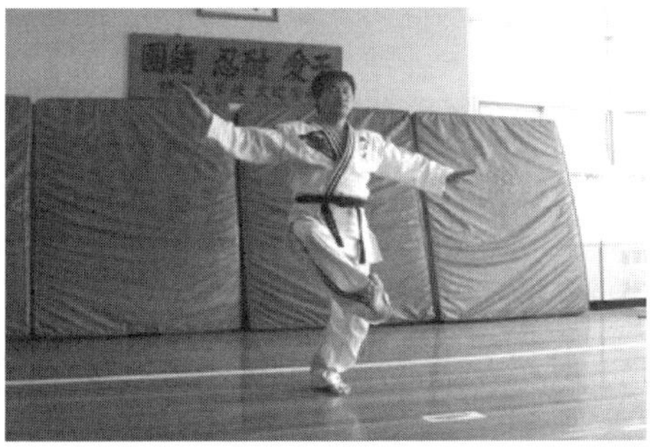

(5) 숨을 들이마시며 우측 손을 좌측 어깨 앞으로 눌러오고 좌측 손은 아래 을 쓸어 손바닥이 하늘로 향한 재로 우측 팔꿈치 을 지나 좌측 어깨선에 수평이 되도록 펴 올린다.

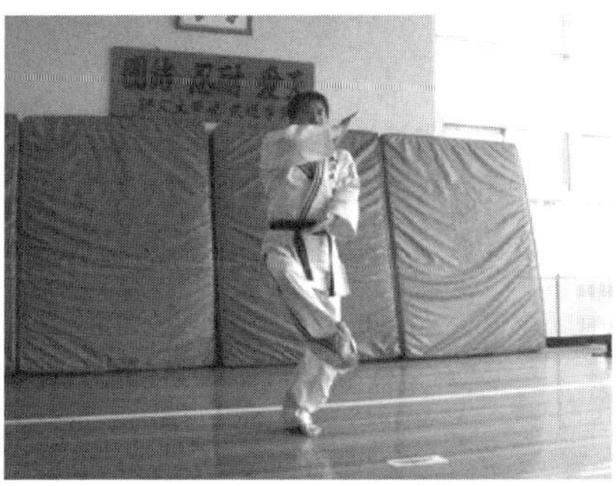
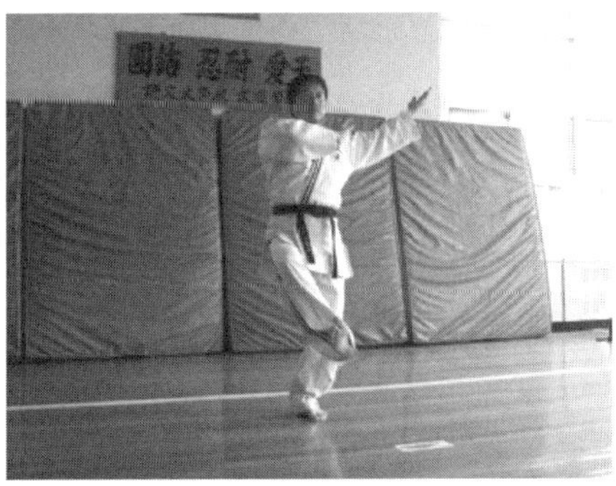

(6) 숨을 내쉬며 좌측 무릎을 굽혀 자세를 낮추어 앉는다.

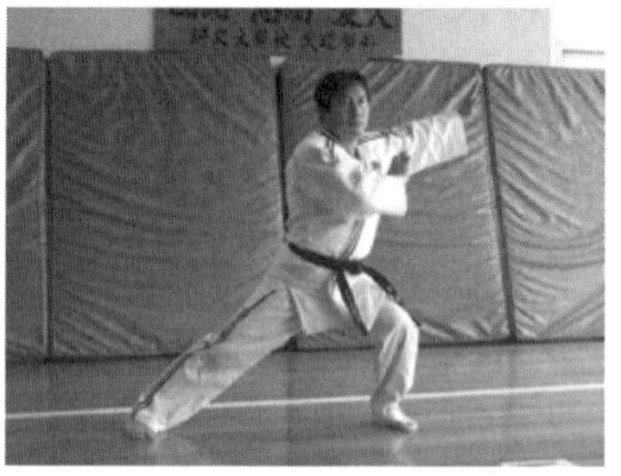

(7) 숨을 들이 마시며 우측 발을 우측으로 내려 딛으며 대등산 자세를 갖추며 좌우 손을 밑으로부터 쓸어 올려 원을 그려 올리듯 하여 머리 위 까지 손이 왔을 때 대등산 자세로 양손의 손가락 끝이 안으로 오도록 하여 몸을 짜준다.

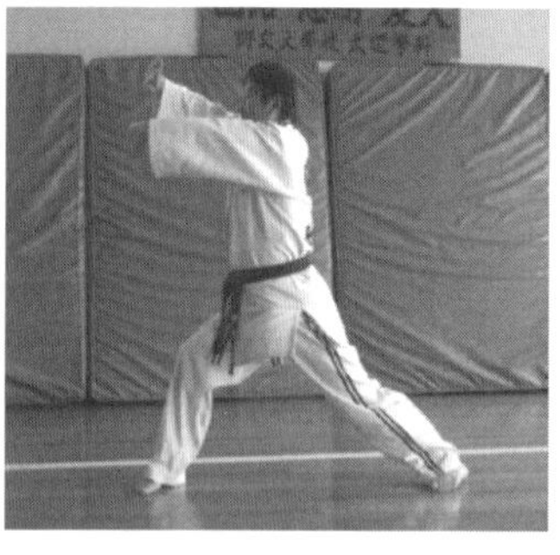

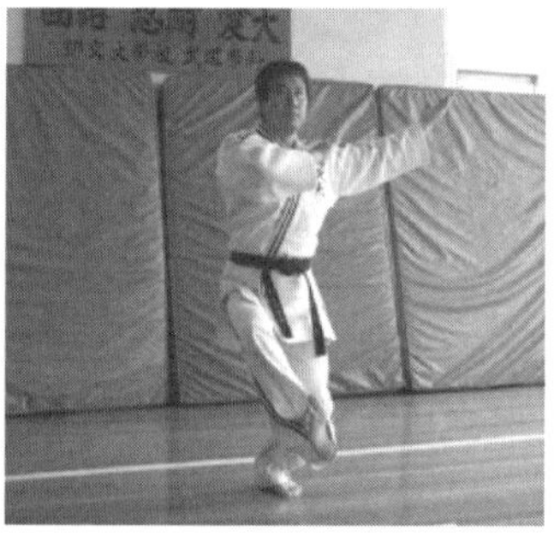

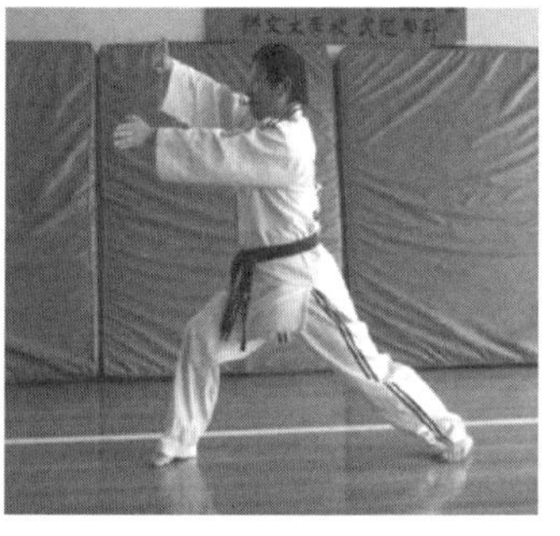

(8) 호흡을 멈추고 몸을 좌측으로 틀어 기마자세를 갖춘다.(이때 좌·우 손은 목 높이 정도에 둔다.)

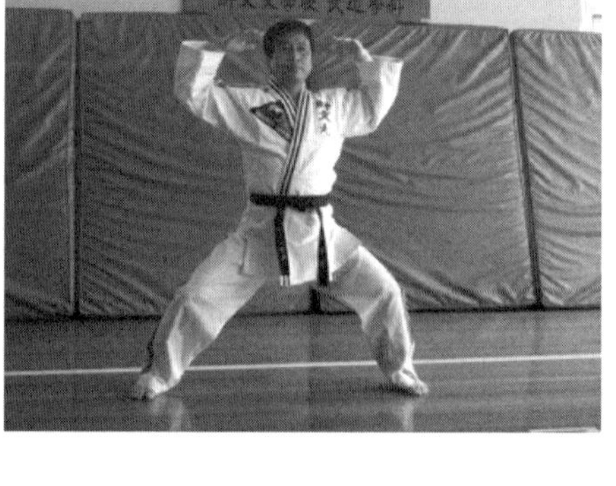

(9) 숨을 내쉬며 두 손의 바닥이 지면을 향하도록 하고 손가락이 마주하게 하여 눌러 내린다.

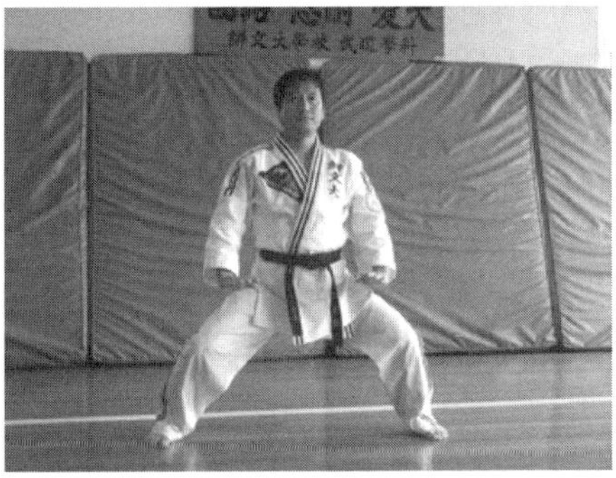

(10) 숨을 들이 마시며 두 팔을 좌우로 펴 올린 후 수평 그대로 뒤로 돌린 후 편 채로 내려 앞으로 올리며 우측 발을 좌측 발에 가져와 붙인다.

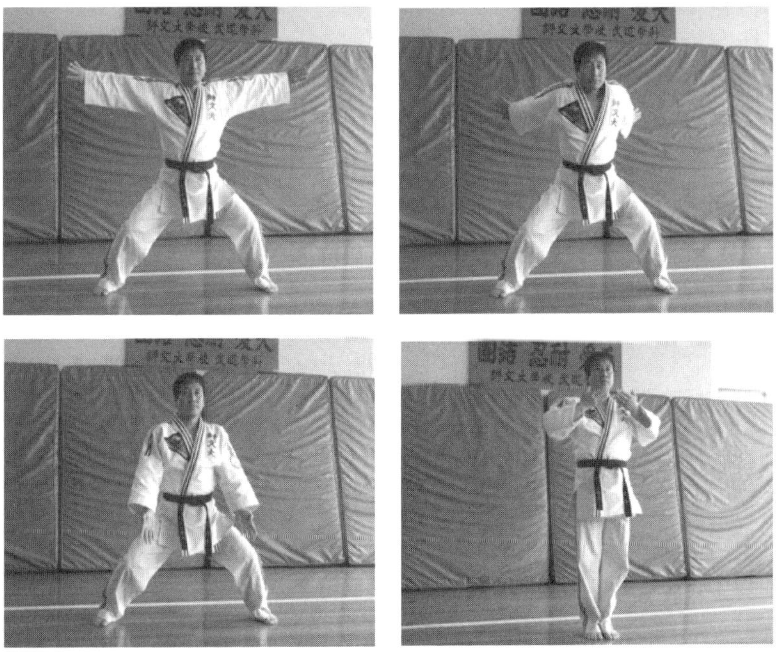

(11) 숨을 내쉬며 우측 발을 어깨 넓이로 벌리며 손바닥이 지면을 향하도록 하여 내려놓는다.

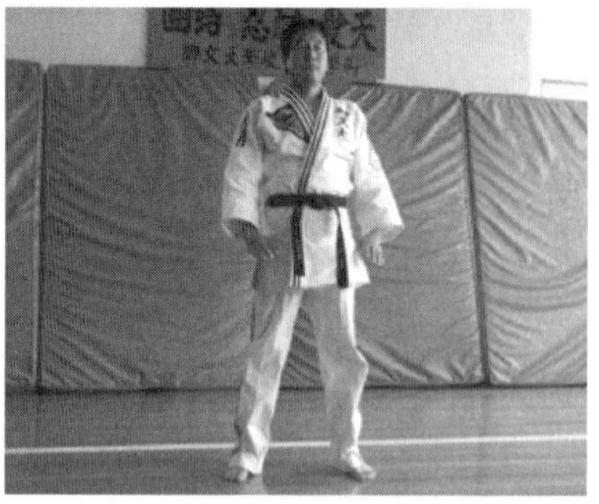

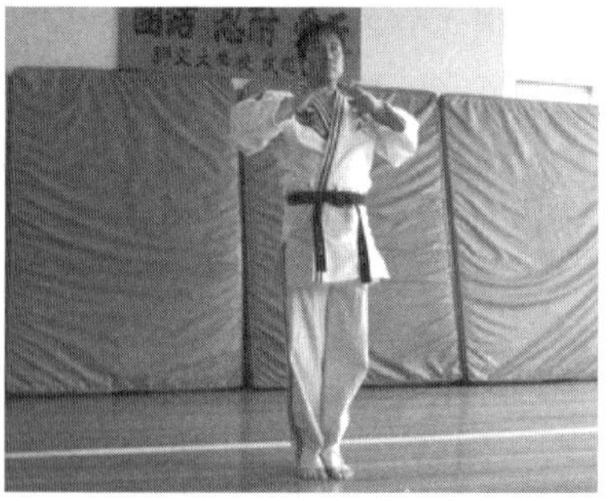

나) 횟수 및 방법

(1) 좌측은 상기 방법의 반대쪽 방향으로 하여 실시한다.
(2) 우측부터 8회 실시 후 좌측 8회 실시한다.
(3) 중심을 잡아  흔들리지 않도록 아며 동작을 크게 한다.
(4) 기마자세를 잡을 때는 양 발을 11자로 하며 무릎을 최대한 구부려 앉고 상체를 곧게 편다.

다) 효과

(1) 온몸 이완 운동이 된다.
(2) 기마자세를 정확히 하여 주므로 하체 힘이 길러지며 상체가 반듯해진다.
(3) 한발로 서서 동작을 하므로 중심 잡는 연습이 용이하다.
(4) 좌우 팔을 돌려줌으로 견갑골이 이완 되어 견갑 통에 효과가 있다.

## 6. 통천포(通天包)

가) 자세 및 동작

(1) 발을 어깨넓이로 벌려 정립 자세로 선다.(발은11자로 두 손은 가볍게 펴 내린다.)

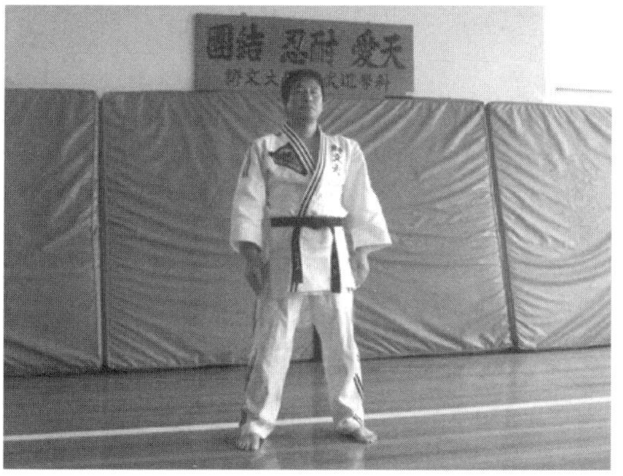


(2) 숨을 들이마시며 우측 발을 좌측 발에 모으며 두 팔을 양쪽 겨드랑이로 올려 둔다.

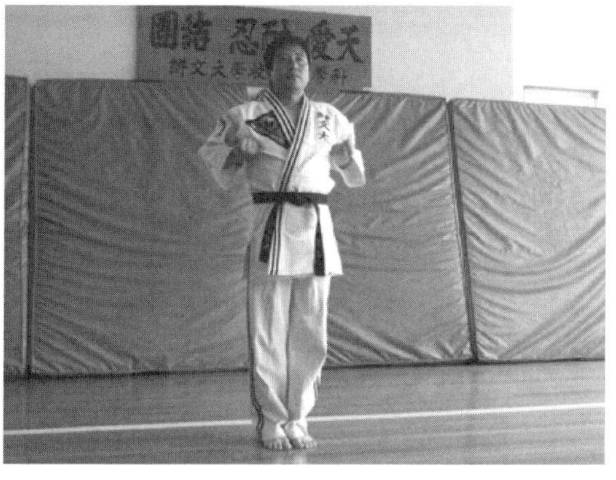


(3) 숨을 멈추고 오보퇴를 하여 기마자세를 갖춘 후 우측 발을 좌측 발에 모았다가 원위치하고 다시 좌측 발을 우측 발에 모았다가 원위치 한다. 이때 양 발에 힘을 주어 서며 상체는 곧게 펴 세운다.(기마자세로 멈추어 서면 그대로 숨을 내쉰다.)

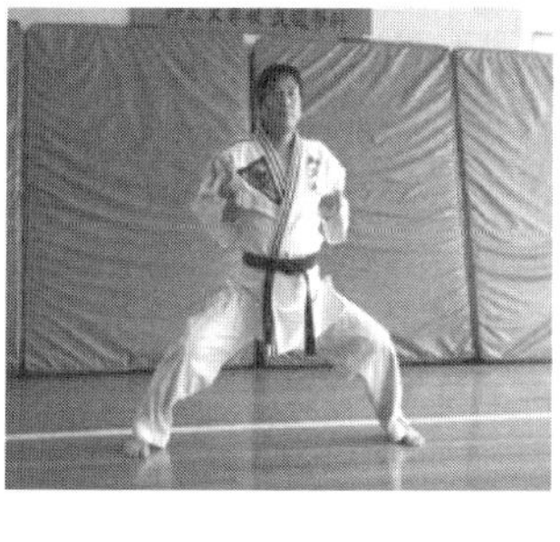

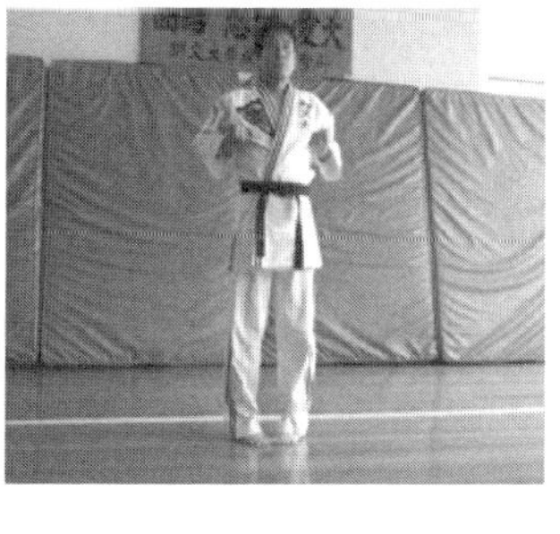

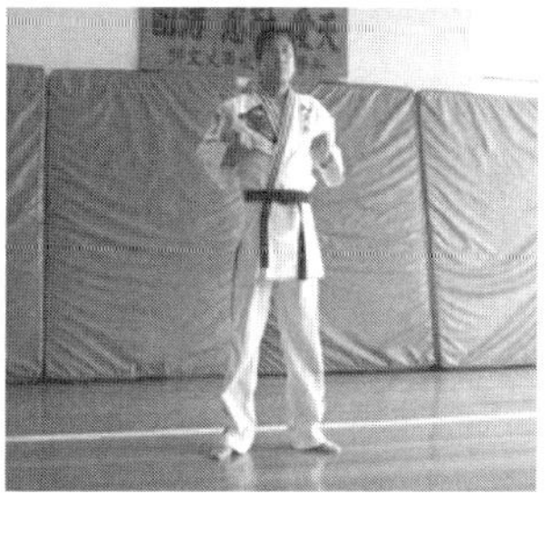

(4) 숨을 들이마시며 양손의 손가락에 힘을 주어 구부려 손가락 끝이 서로 마주 보게 하고 손바닥이 하늘로 향 하게하여 쭉 펴 올린 후 좌측 방향으로 대등산 자세로 바꿔가며 두 팔을 좌측으로 밀어 얼굴높이까지 오도록 한다.

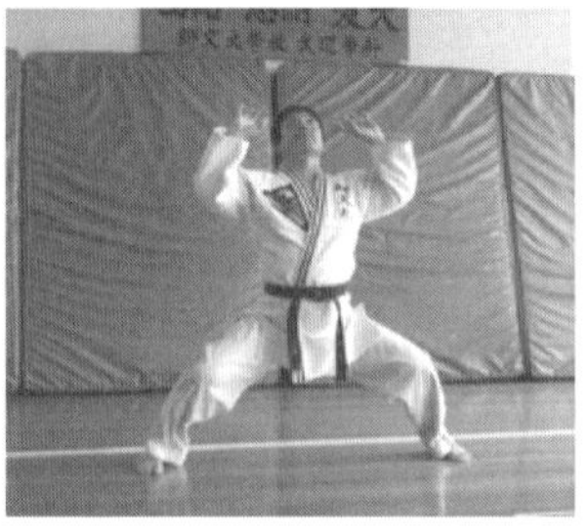

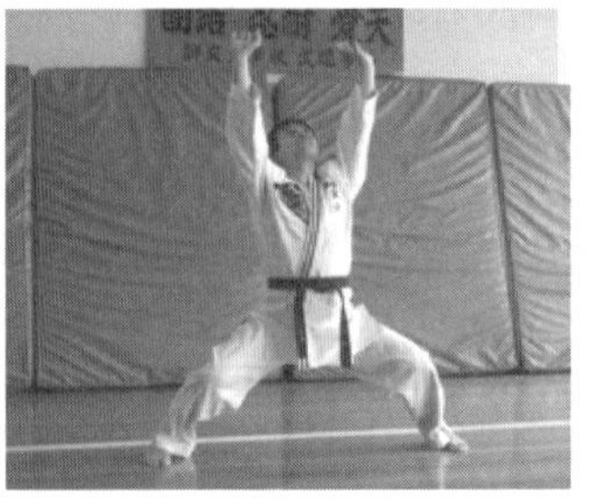

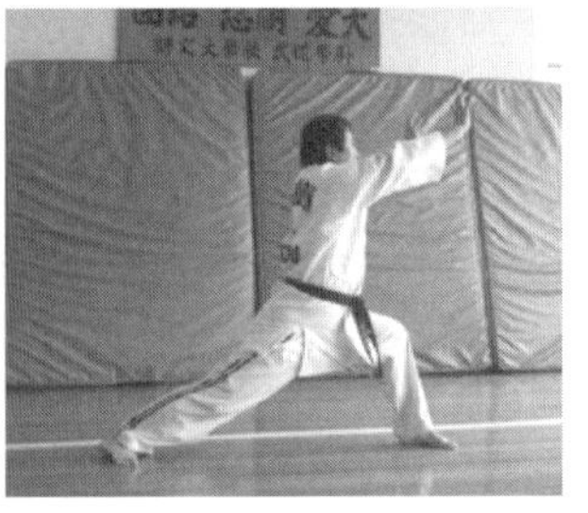

(5) 호흡을 멈추고 좌측 손은 손목을 세워 손바닥을 펴 손바닥이 우측 방향으로 가도록 하고 우측 손은 주먹을 지그시 쥐어 손등이 우측 방향으로 향하게 하여 북을 치듯이 가볍게 '퉁' 친다.

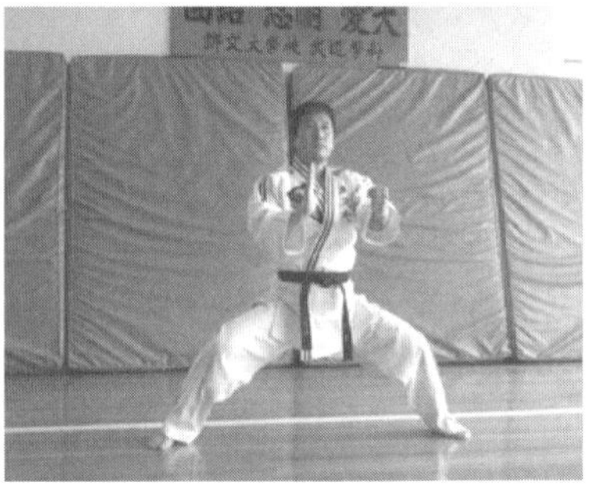

(6) 숨을 내쉬며 두 손을 합장 한다.

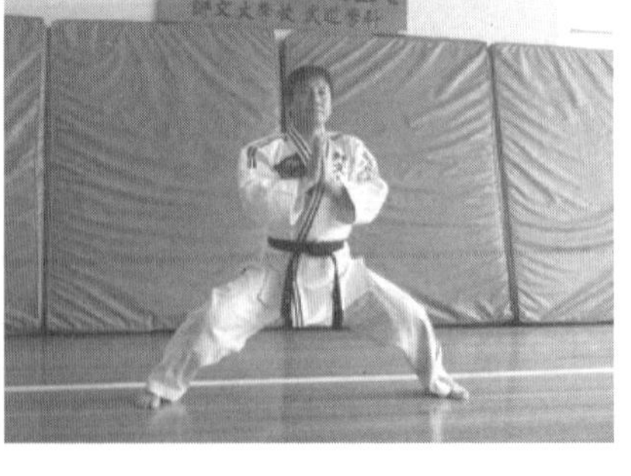

(7) 우측 방향으로 재실시 한다.

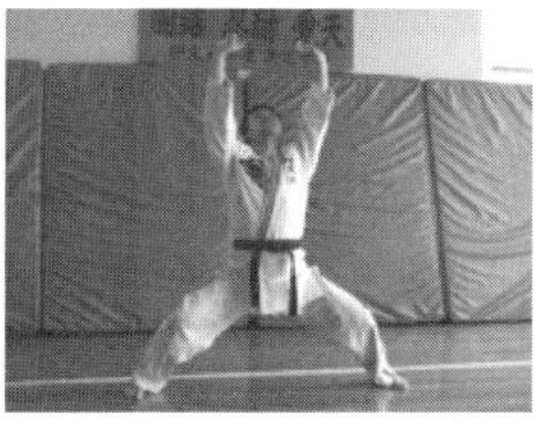
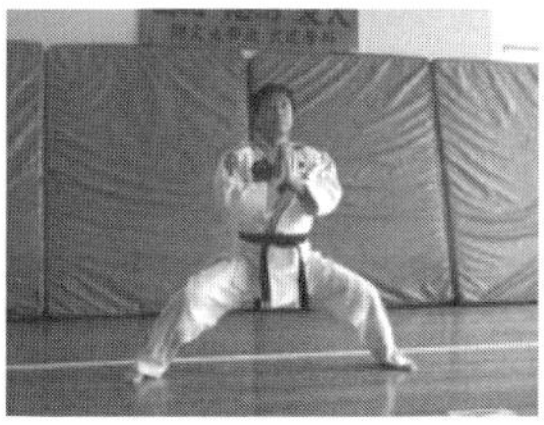
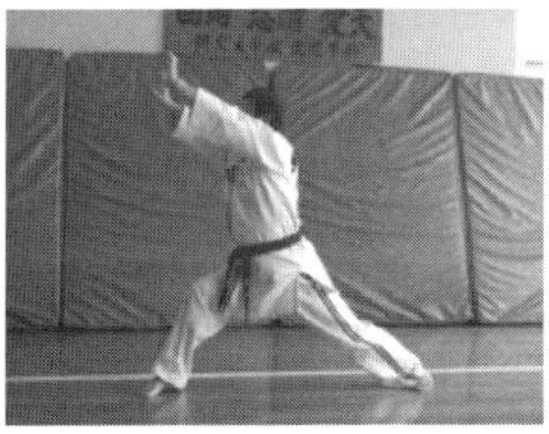

(8) 숨을 들이마시며 두 팔을 크게 하늘로 펴 돌려 가슴 앞으로 합장하여 모으며 우측 발을 좌측 발에 모아온다.

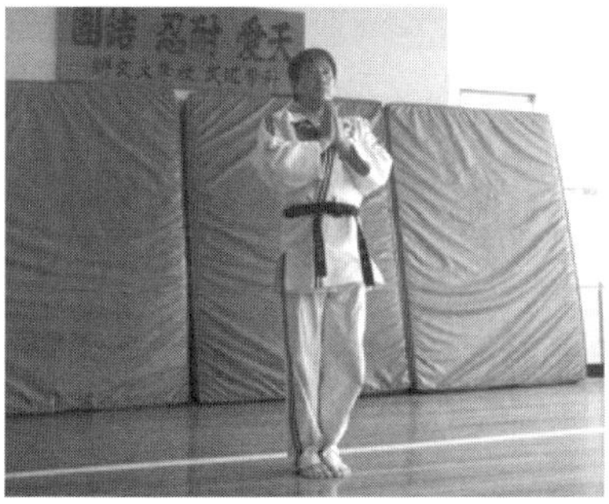
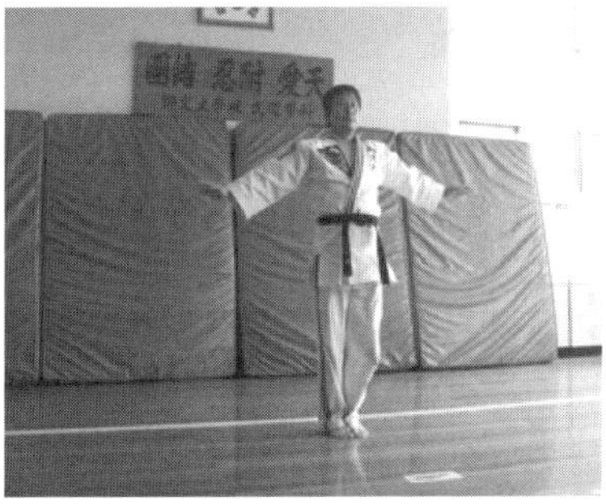

(9) 숨을 내쉬며 두 손바닥이 지면으로 향하도록 하여 내린다.

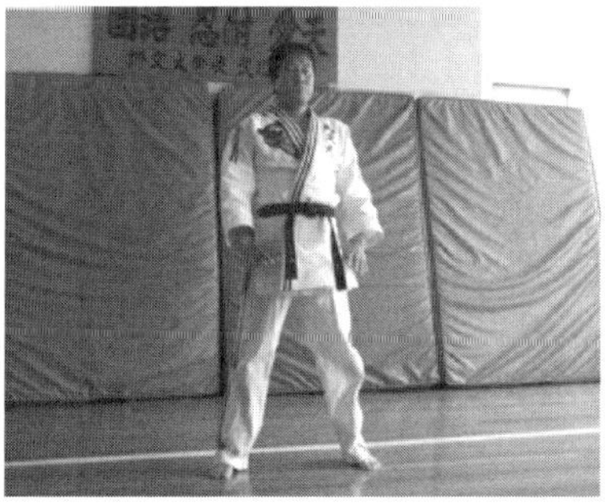
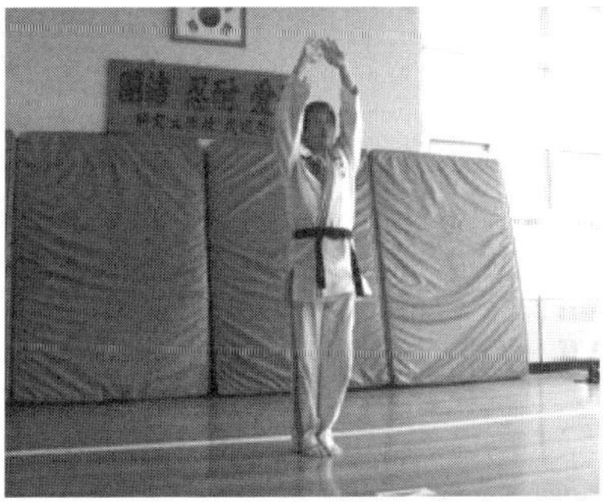

나) 횟수 및 방법.

(1) 좌우로 연속하여 8회 실시 한다.(좌우1회)

(2) 하늘을 떠받쳐 올리듯 두 다리의 허벅지에 힘을 주어 실시한다.

(3) 두 손으로 칠 때는 북을 치듯 부드럽고 탄력 있는 동작을 취한다.

## 다) 효과

(1) 다른 기공보다 하체단련에 큰 효과가 있다.

(2) 하체가 강해지므로 상체 또한 안정이 된다.

## 7. 웅보(熊步)

### 가) 자세 및 동작

(1) 발을 어깨넓이로 벌려 정립 자세로 선다.(발은11자로 두 손은 가볍게 펴 내린다.)

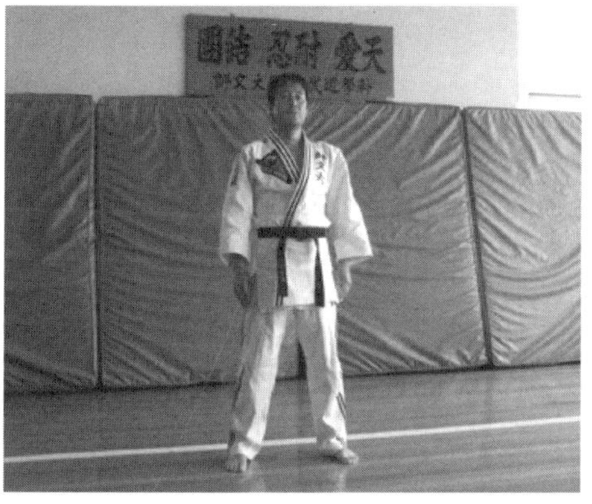

(2) 숨을 들이마시며 두 손을 가슴 앞으로 합장한 후 숨을 내쉰다.

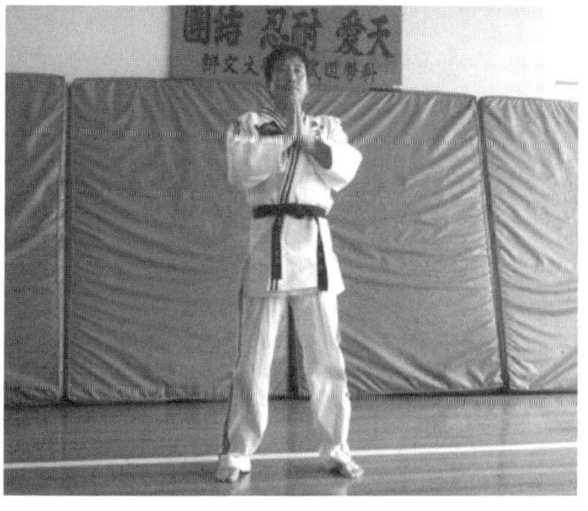

(3) 숨을 들이마시며 상체를 뒤로 두 팔은 앞으로 펴내려 등 뒤로 돌려 올린다.(상체는 최대한 뒤로 넘겨 가슴을 편다.)

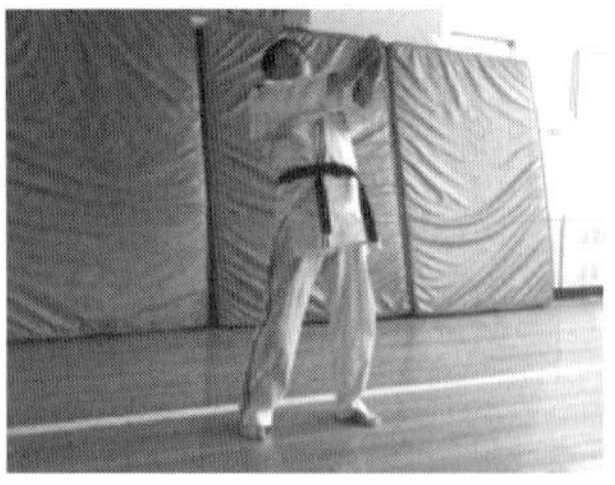
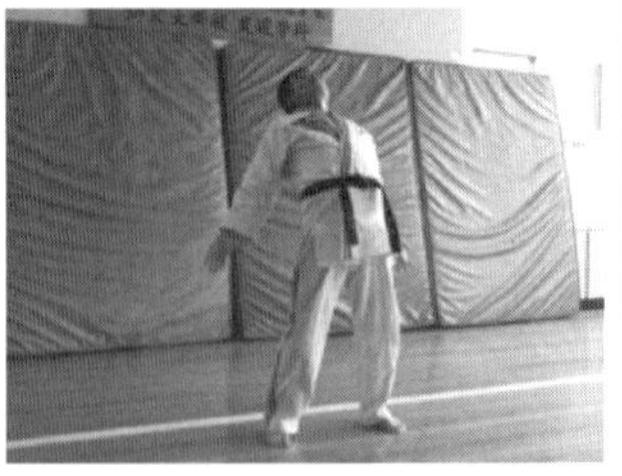
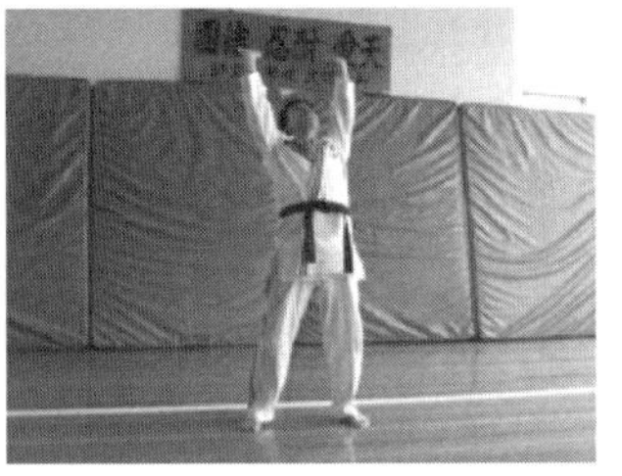

(4) 숨을 내쉬며 우측 발을 허보로 내딛고 두 팔을 앞으로 뻗어 손바닥이 앞으로 향하도록 내린다.

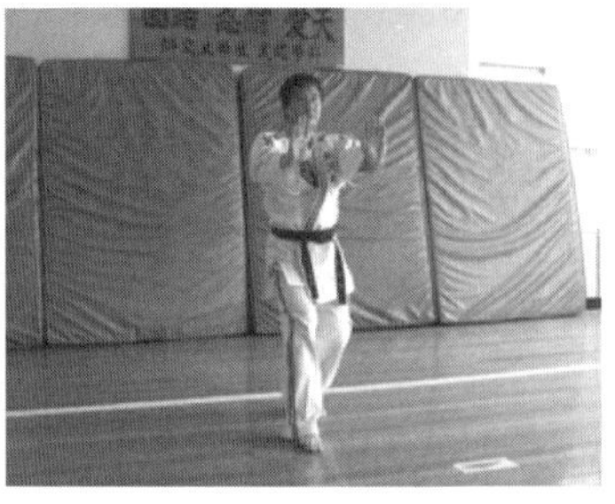
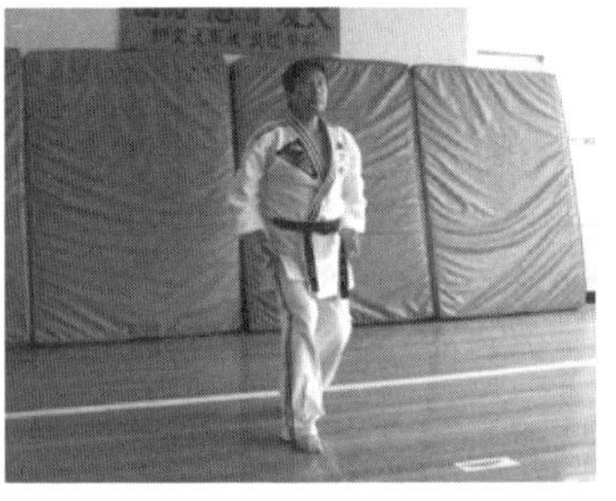

* 허보앞발의 엄지발가락만 땅에 대고 뒷다리는 어깨넓이로 벌려 무릎을 굽혀 몸의 체중을 지탱 하는 자세.

(5) 숨을 들이마시며 우측 발을 어깨넓이로 다시 회수하여 일어서며 두 팔을 허리로 가져온 후 겨드랑이까지 올린다.

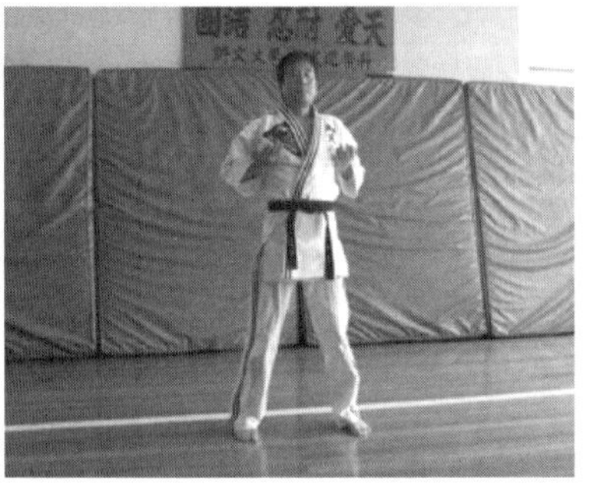

(6) 숨을 멈추고 두 손을 측(위 좌・우로)으로 쌍 장을 치고 우측 발이 앞으로 나가 허보를 취한다.

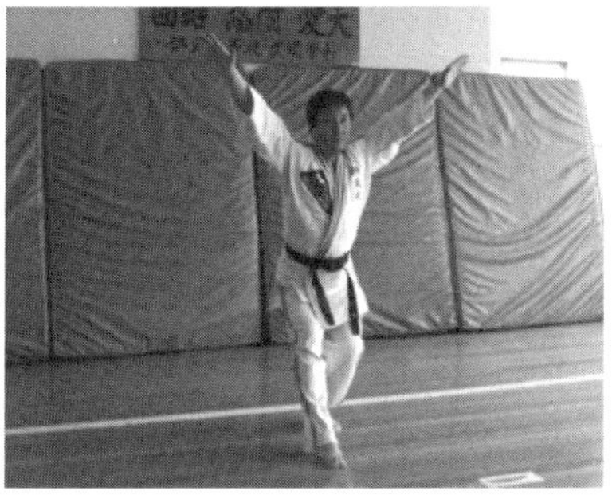

(7) 숨을 내쉬며 우측 발을 어깨넓이로 다시 회수하며 두 손을 합장하여 가슴 앞으로 모아 온다.

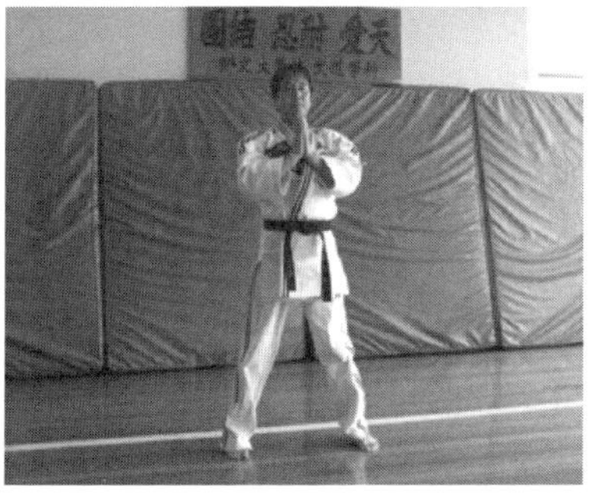

(8) 숨을 들어 마시며 우측 발을 모아오며 두 손을 올려 좌·우로 펴 돌려 가슴 앞으로 모은다.

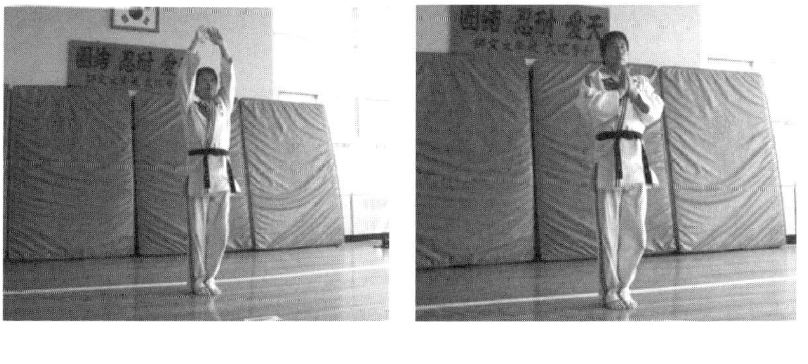

(9) 숨을 내쉬며 양손을 내린다.

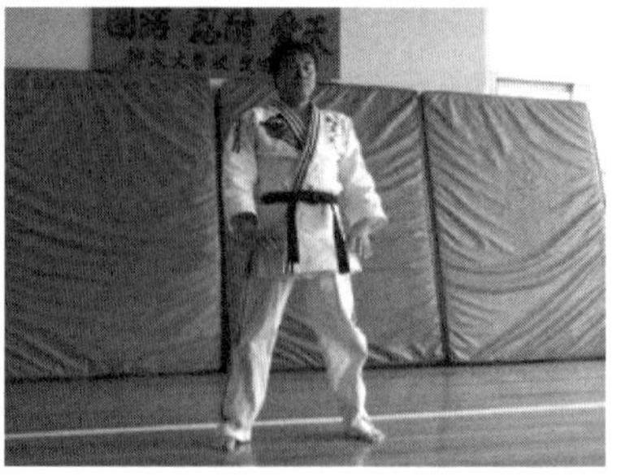

나) 횟수 및 방법

(1) 우측으로 연속 8회 실시 후 바로 좌측으로 연속 8회 실시 한다.
(2) 허보의 자세를 낮게 정확히 해주도록 한다.(무릎과 무릎사이 간격은 주먹 하나정도 띄운다.)

다) 효과

(1) 허보의 자세를 갖추므로 하체근력이 강화 된다.
(2) 장으로 치는 힘이 생긴다.
(3) 호흡을 멈추고 측장을 치므로 몸의 힘을 집중하는 효과가 크다.

## 8. 팔로공(八路功)

가) 자세 및 동작.

(1) 발을 어깨넓이로 벌려 정립 자세로 선다.(발은11자로 두 손은 가볍게 펴 내린다.)

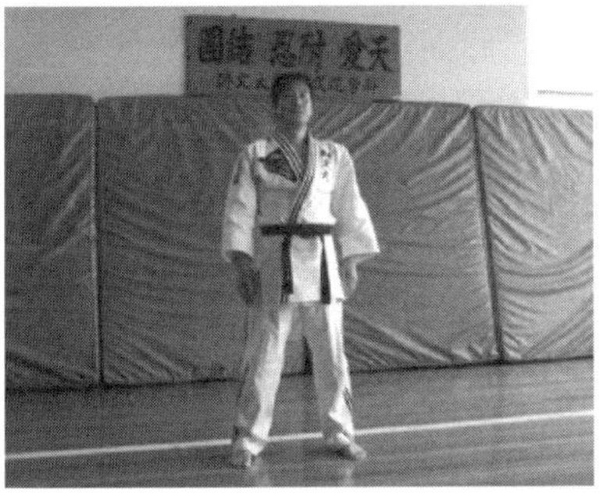


(2) 숨을 들이마시며 우측 발을 어깨 넓이로 벌리며 두 손을 모아 가슴 앞으로 합장하여모은 후 숨을 내쉰다.

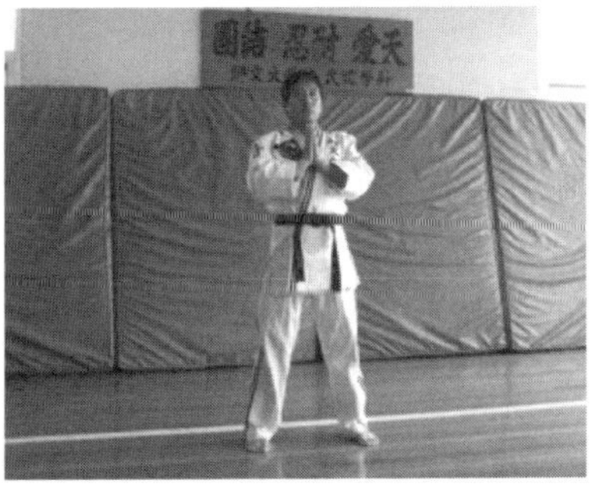


(3) 숨을 들이마시며 좌측 손은 등 뒤로 우측 손은 손바닥이 하늘로 향하게 하여 쭉 펴 올리며 허리를 좌측으로 최대한 틀어 우측 뒤 대각선을 본다.(허리를 틀어 몸이 최대한 돌아가도록 한다.)

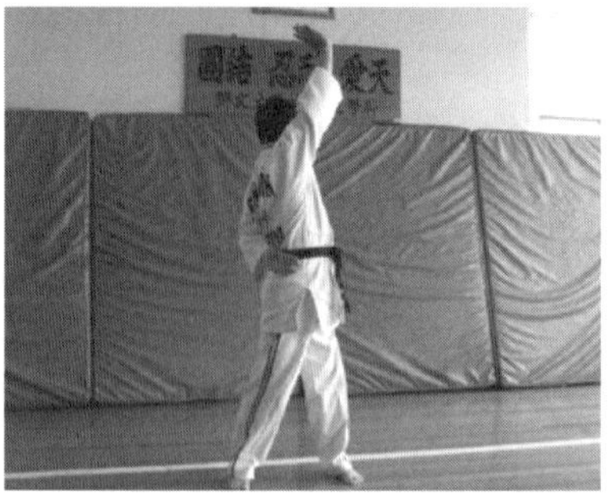

(4) 숨을 내쉬며 상체를 정면으로 바로하며 우측 손을 가슴 앞으로 세운다.

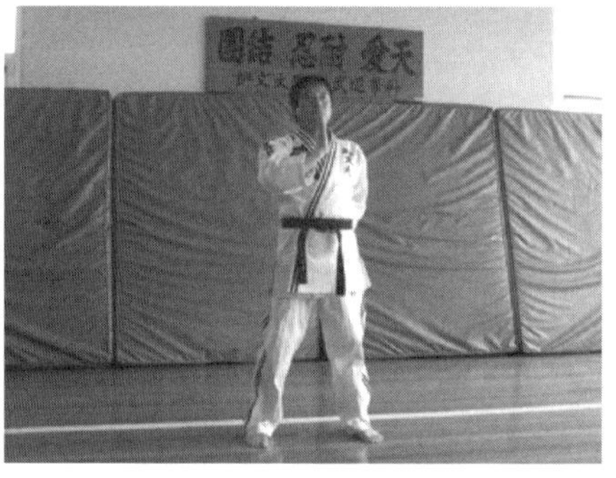

(5) 숨을 들이 마시며 (3)과 반대로 우측 손을 등 뒤로 좌측 손을 손바닥을 펴 머리 위로 펴 올리며 우측으로 허리를 틀어, 좌측 뒤 대각선을 보도록 한다. 이때 몸이 최대한 돌아가도록 한다.

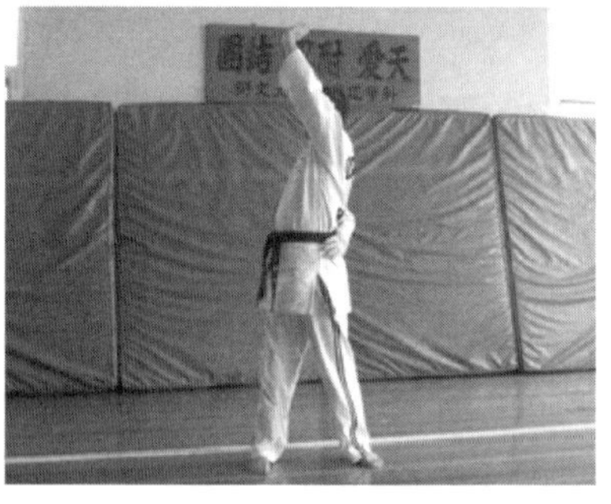

(6) 숨을 내쉬며 상체를 정면으로 향하도록 하며 좌측 손을 가슴 앞으로 세워 내린다.

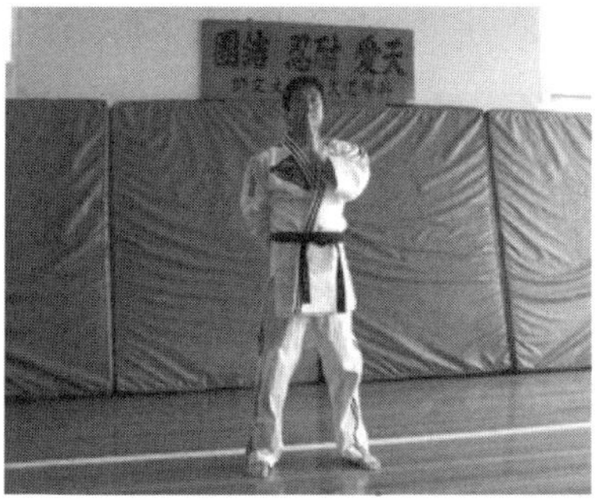

(7) 숨을 들이 마시며 허리를 숙여 우측 손이 좌측 발 약 한 뼘 정도 앞으로 손가락 끝으로 (오지)땅을 짚고 좌측 손은 손바닥이 하늘로 향하게 하며 손가락 끝이 정면으로 가도록 하여 쭉 펴주며 허리를 최대한 틀어 준다. 이때 시선은 좌측 손 끝을 본다.

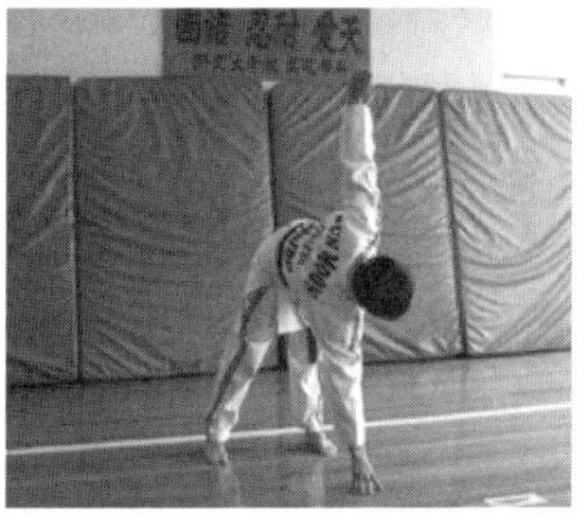

(8) 숨을 내쉬며 상체를 세우며 우측 손은 가슴 앞에 세우고 좌측 손은 허리 뒤에 붙인다.

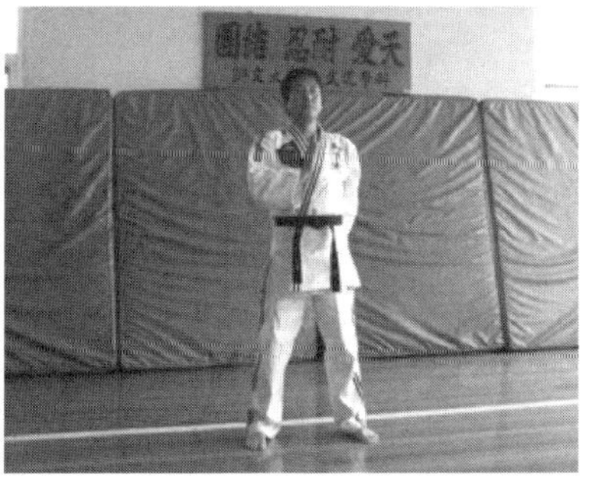

(9) 숨을 들이마시며 (7)과 반대로 상체를 숙여 좌측 손은 우측 발 약 한 뼘 정도 앞

에 오지 끝으로 땅에 대고 우측 손은 손바닥을 펴 손가락이 정면으로 향하도록 하여 쭉 펴 올리며 허리를 최대한 틀어 시선은 우측 손끝을 바라본다.

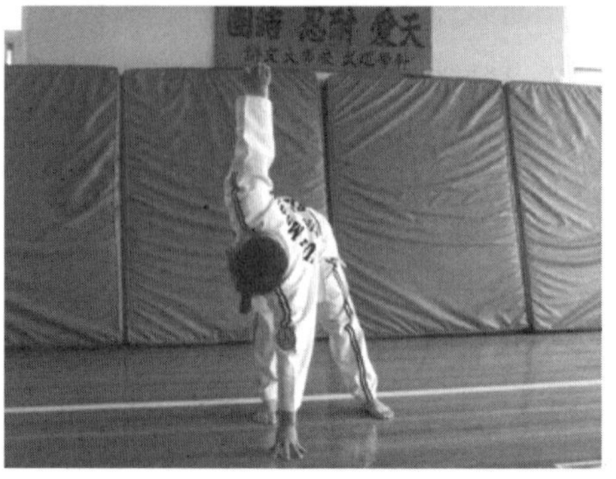

(10) 숨을 내쉬며 상체를 펴 올리며 두 손은 허리 아래로 펴 내린다.

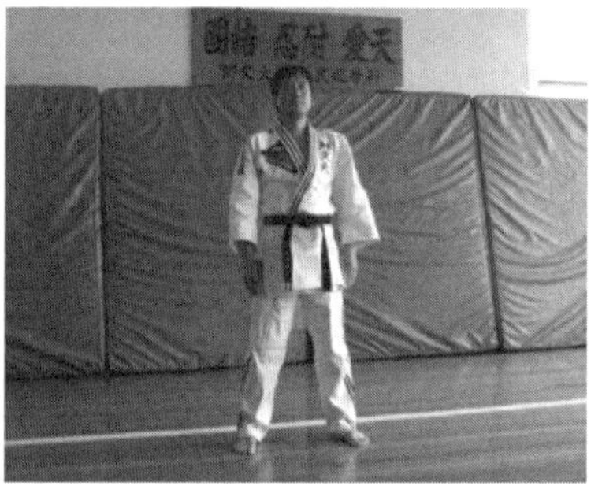

(11) 숨을 들이마시며 우측 발로 모아 오며 두 손은 가슴 앞으로 모아 와 합장한다.

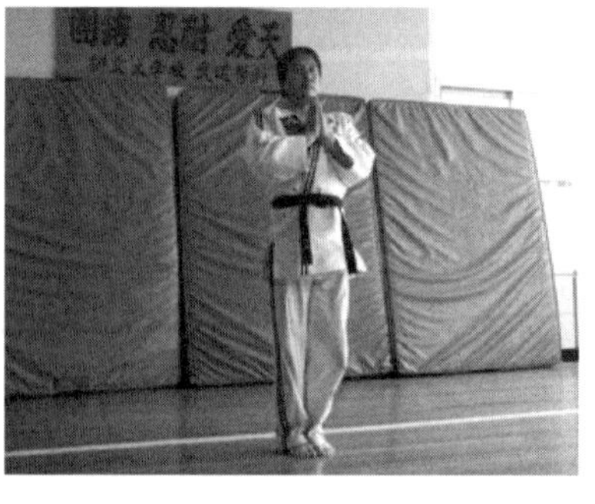

(12) 숨을 내쉬며 두 손은 가볍게 내려 마친다.

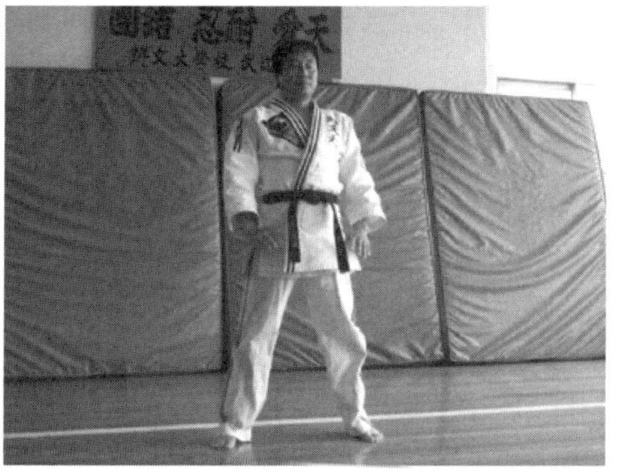

나) 회수 및 방법

(1) 한 방향으로 8회 연속 실시한다.

(2) 호흡을 행위에 맞추어 정확히 실시한다. 맞지 않으면 옆구리 와 허리의 근육통이 올수 있다.

(3) 온 몸을 최대한 틀어 펴준다.

다) 효과

(1) 팔금가의 마지막으로 온몸을 좌, 우로 이완 시키는 효과가 있다.

(2) 허리 및 옆구리 디리의 근육 이완이 최대한 이루어진다.

(3) 허리를 숙여 좌・우 팔을 반대로 쭉 펴주므로 상체의 유연성을 크게 증진시킨다.

# Ⅵ. 궁정팔영(弓井八影)

도가의 연공법(練功法)으로서 궁정팔영(弓井八影)은 여덟 가지 형태로 나뉘어 있다. 팔금가(八禽歌)보다 높은 단계의 수련법으로 몸의 이완 정도와 호흡의 깊이가 다르므로, 팔금가를 충분히 닦은 후에 연공을 하여야 한다.

각 형태의 명칭은 천궁(天弓), 지궁(地弓), 일지궁(一之弓), 음궁(音弓), 경궁(璟弓), 탄궁(彈弓), 지궁(地弓), 공궁(空弓) 등으로 나뉘어져 있다.

## 1. 천궁(天弓)

### 1) 자세 및 동작

(1) 정립 자세로 선다.

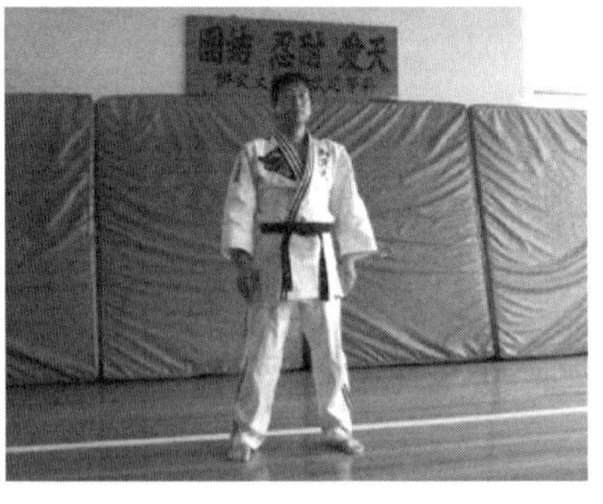

(2) 숨을 들어 마시며 우측으로 몸과 발을 틀어 우측 45'방향으로 서며(우측 발을 당겨 모은다.) 두 팔은 주먹을 쥐어 겨드랑이로 들어올린다.

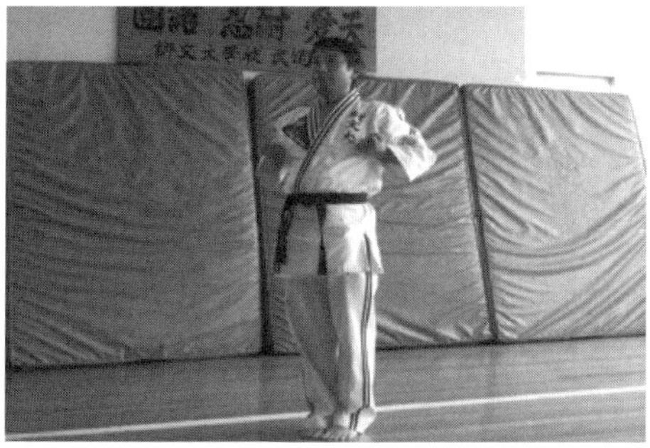

(3) 숨을 내쉬며 손바닥이 아래로 향하도록 하여 두 손을 단전 앞으로 오른손이 위로 가도록 교차 시켜 펴 내린다.

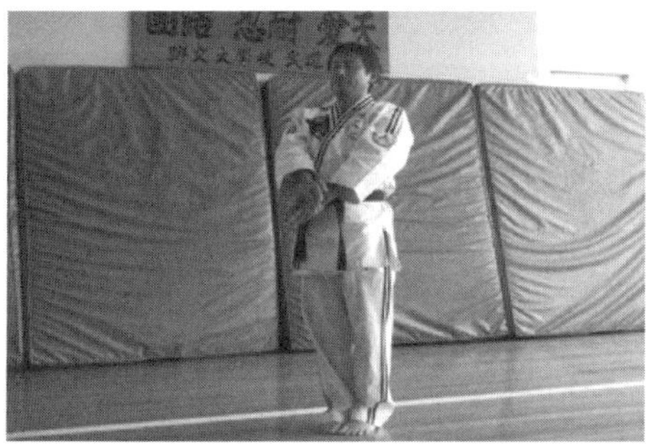

(4) 숨을 들어 마시며 우측 손은 우측으로 돌리고 좌측 손은 좌측으로(서로 반대 방향으로) 돌려 좌측 손이 위로 가도록 하여 단전 앞에 손바닥이 마주하도록 둔다.

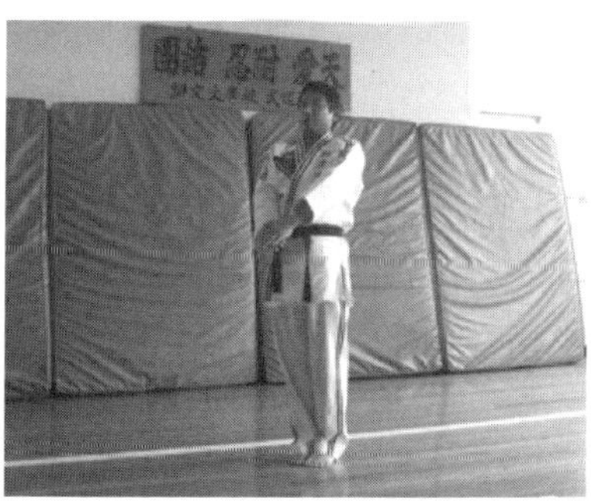

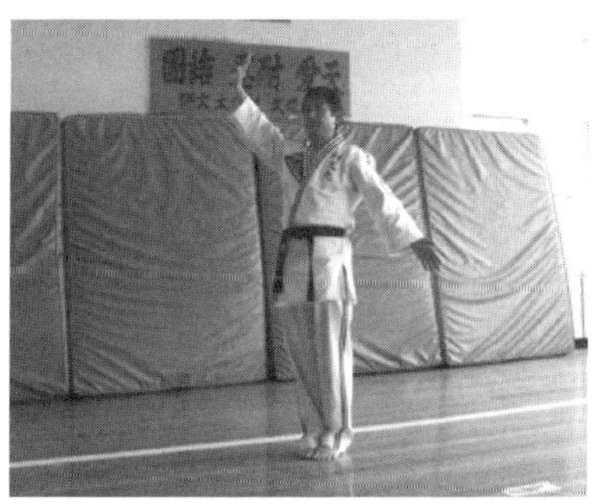

(5) 숨을 내쉬며 두 손 정면 위 11시 방향으로 들어 올린다.

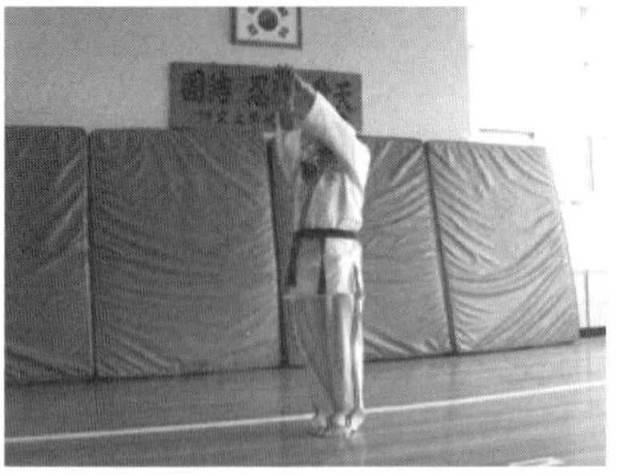

(6) 숨을 들어 마시며 우측 발을 뒤로 빼며(어깨 한배 반 넓이) 좌측 손날은 접고 우측 손을 활시위를 당기듯 뒤로 뺀다.(이때 우측 팔꿈치는 어깨높이 보다 높이 올리며 상체는 다리와 옆구리 선이 일직선이 되도록 하여 측으로 허리를 젖히며 또한 좌측 발의 무릎은 쭉 펴주고 발목은 안쪽으로 접어준다.)

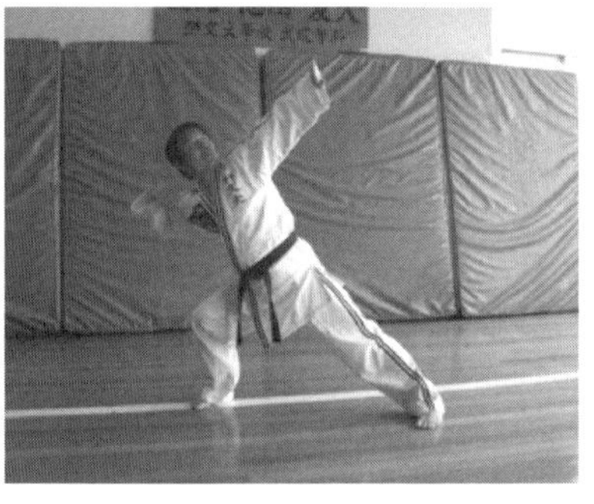

(7) 호흡을 멈추고 6~10초 정도 그대로 머무른다.

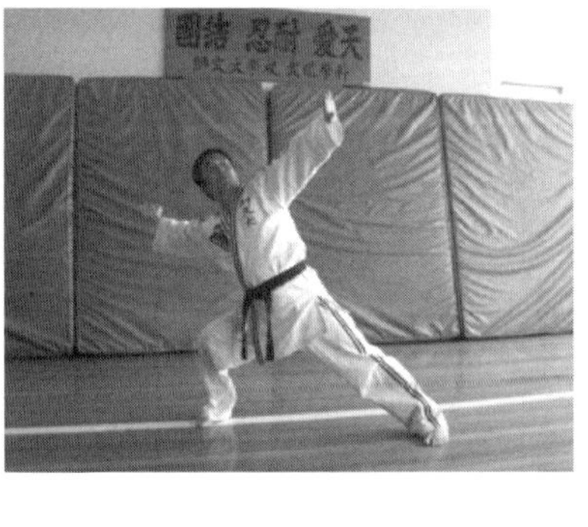

(8) 숨을 내쉬며 우측 팔을 뒤로 올려 펴고 바로 골반을 이용하여 중심을 앞으로 이

동한 후 두 팔을 뒤로 돌려내려 가슴 앞에 합장한다.

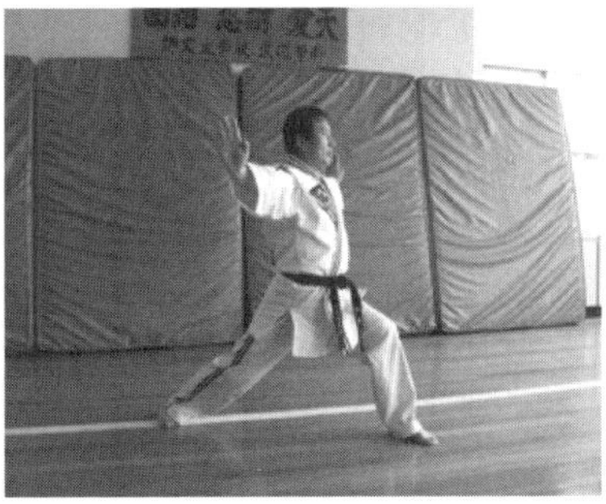
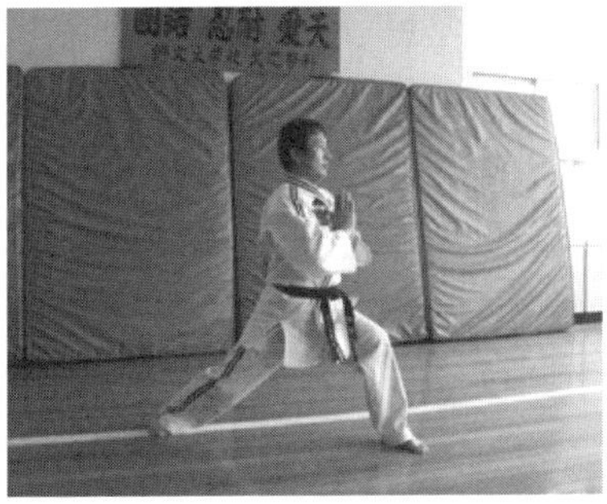

(9) 숨을 들어 마시며 우측 발을 좌측 발로 모아오며 두 팔을 올려 크게 좌우로 돌려내려 가슴 앞에 다시 합장한다.

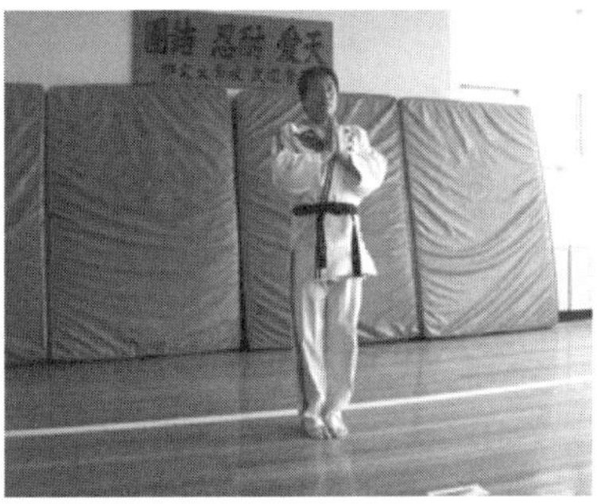
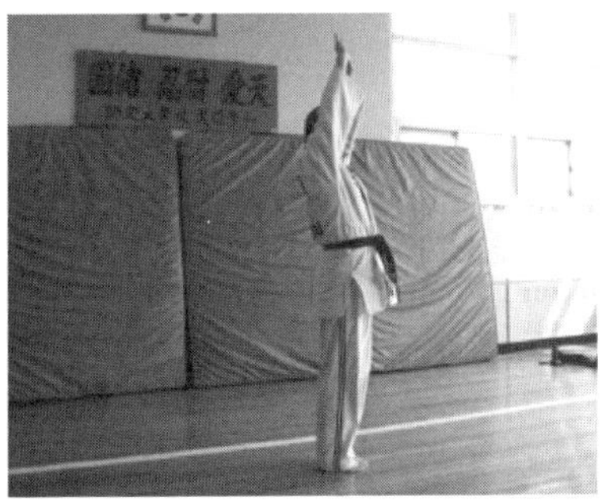

(10) 숨을 내쉬며 우측 발을 어깨넓이로 벌리며 두 손을 펴 내린다

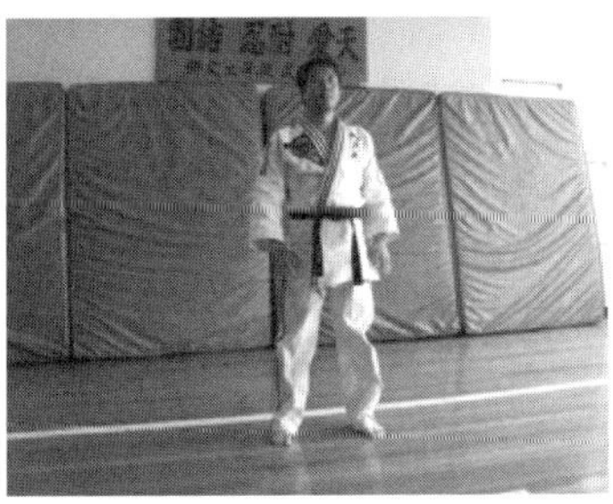

## 2) 횟수 및 방법

(1) 우측 방향부터 시작하여 우측8회 좌측8회 실시 한다.
(2) 좌측 방향으로 할 때 1)의 3)에서 좌측 손이 위로 가도록 하여 실시한다.
(3) 충분히 몸이 펴지도록 동작을 크게 한다.

## 3) 효과

(1) 호흡의 길이가 길어지며 또한 깊어진다.
(2) 몸을 측으로 하여 쭉 펴주므로 옆구리, 골반, 등의 근육 이완에 좋다.
(3) 허리와 견갑 통이 있는 사람에게 좋다.

## 2. 지궁(地弓)

### 1) 자세 및 동작

(1) 정립 자세로 선다

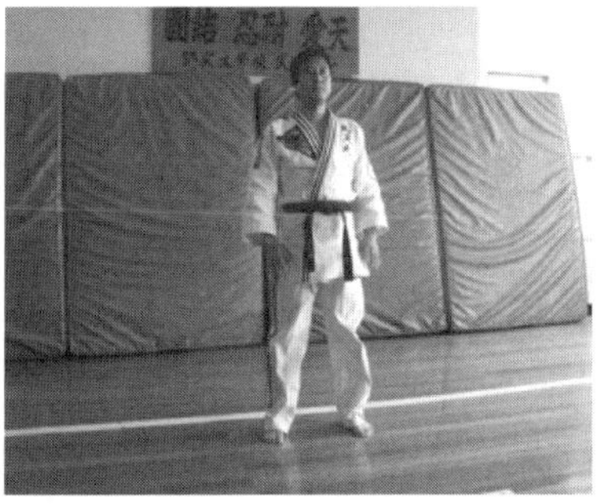

(2) 숨을 들어 마시며 우측 45°방향으로 몸을 틀어 우측 발을 당겨 좌측 발에 붙여 서며 양손은 주먹을 쥐어 올려 겨드랑이 옆에 둔다.

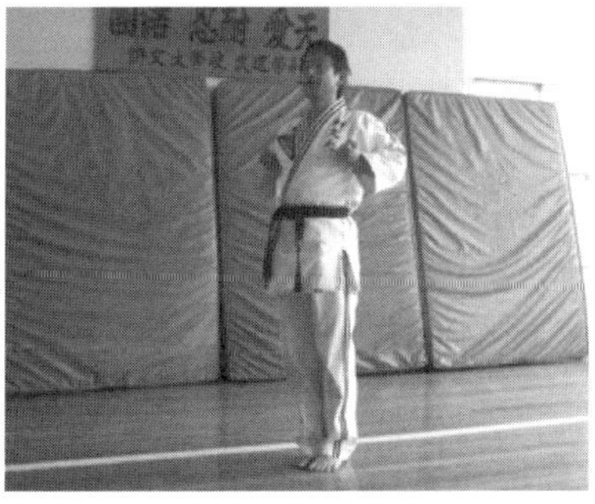

(3) 숨을 내쉬며 좌측 손을 우에서 좌로 돌려 올려 정면으로 펴 내린다.(이때 시선을 정면에 둔다.)

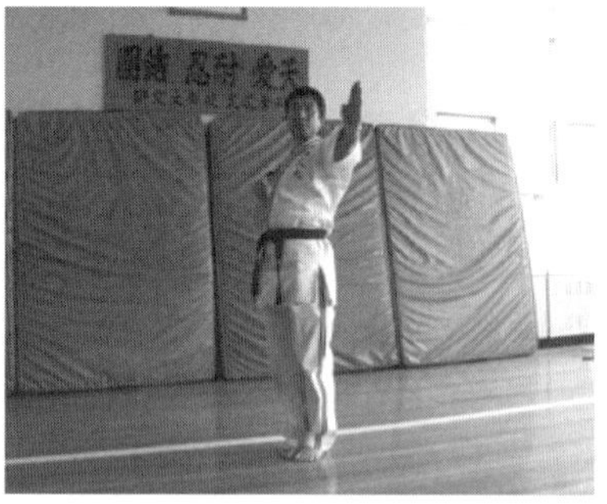
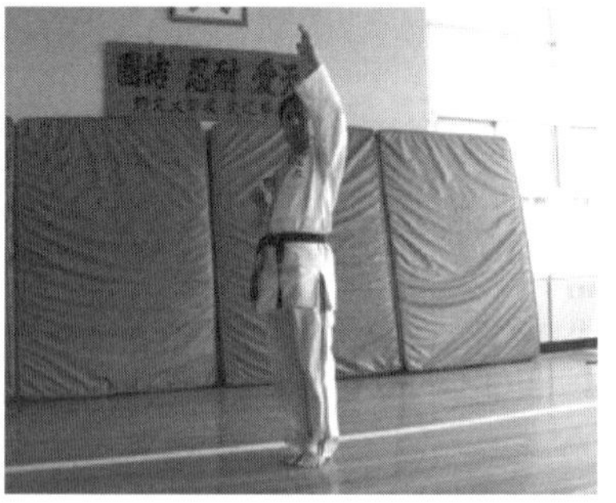

(4) 숨을 들어 마시며 우측 손을 내려 뒤로 돌려 올려 허리를 틀어 정면으로 손이 내려오도록 한다.(이때 좌측 손은 손목을 꺾어 손날을 세워 손날이 정면으로 가도록 하고 우측 손바닥과 마주하도록 한다.)

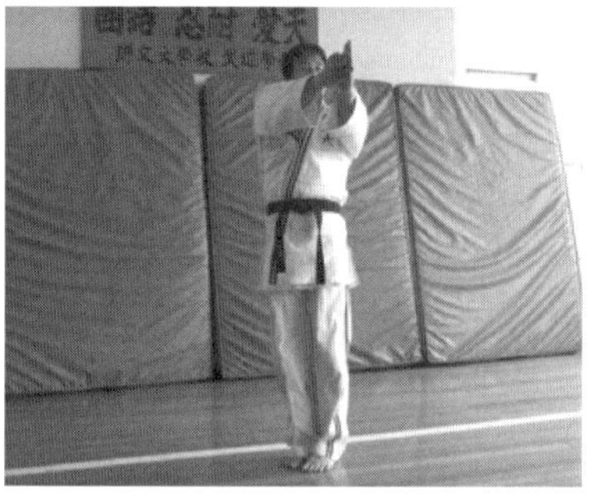
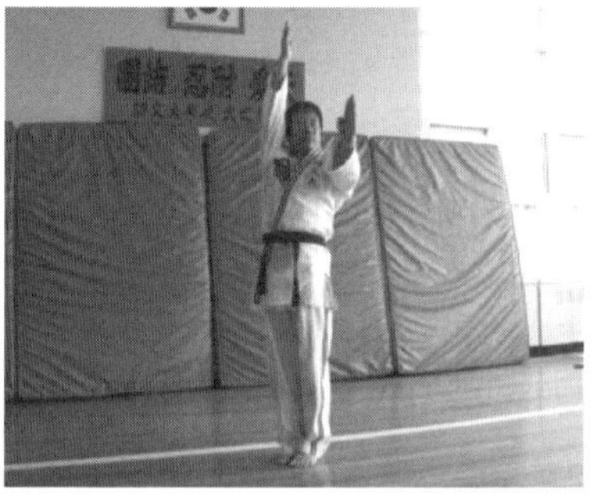

(5) 숨을 내쉬며 우측 발을 뒤로 빼 등산 식 자세로 갖추며 우측 손은 위로 하여 우측으로, 좌측 손은 아래로 하여 좌측으로 서로 반대 방향으로 크게 돌려 어깨선 정면에 좌측 손은 손바닥이 아래로 가도록 하여 누르는 상태로 두고 우측 손은 손바닥이 위로 가도록하여 받치는 상태로 하여 둔다.

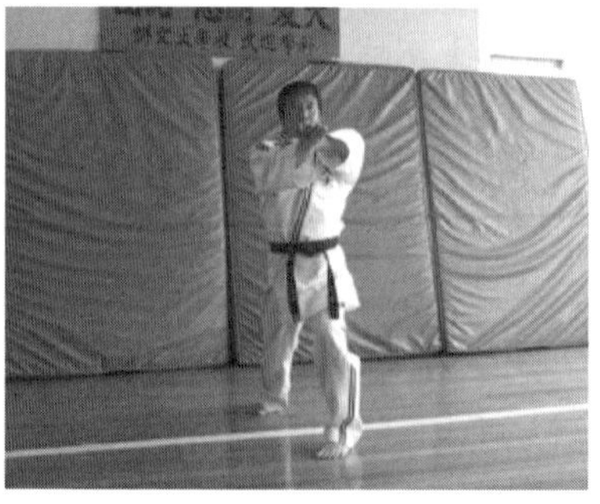
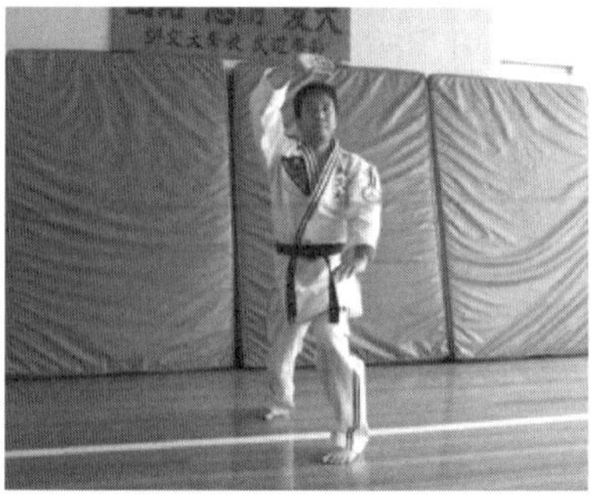

(6) 숨을 들어 마시며 우측 발을 접어 좌측 발 무릎 앞에 우측 발바닥을 놓고 독립식으로 서며 좌측 손은 손 날로 치듯이 수평으로 하여 뻗고 우측 손은 활시위를 당기듯 하여 팔을 접어 당긴다.(이때 상체를 펴 허리를 약간 앞으로 숙인다.)

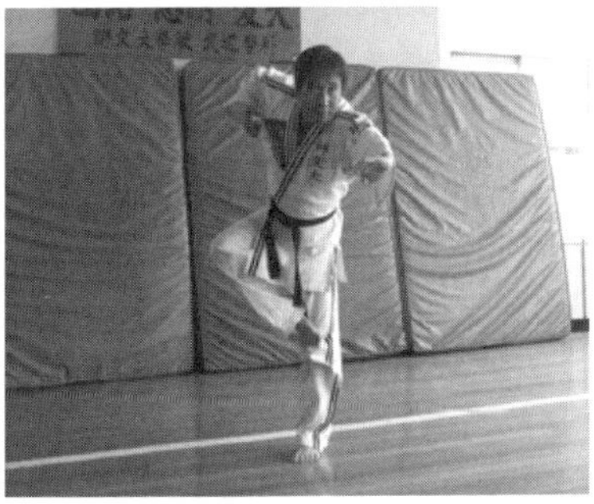

(7) 계속 숨을 들어 마시며 골반을 이용하여 우측 발을 돌려차기 식으로 뒤로 천천히 돌려내려 좌측 무릎은 쭉 펴 발목은 접고 우측 무릎은 굽혀 중심을 뒤로 주고 앉아 상체는 허리를 측으로 앞으로 숙여 시선은 정면 2~3미터 전방을 주시한다.

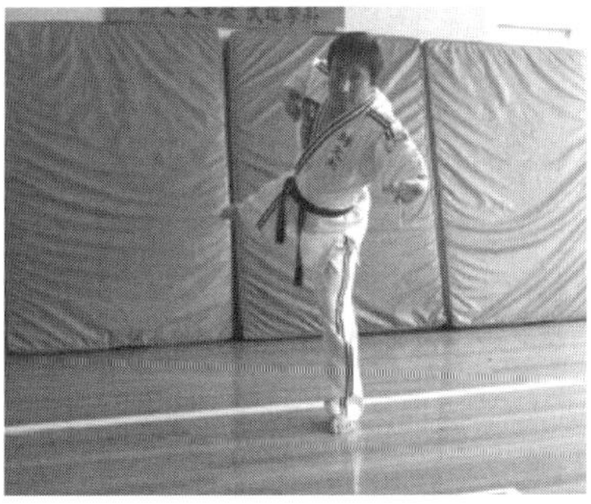

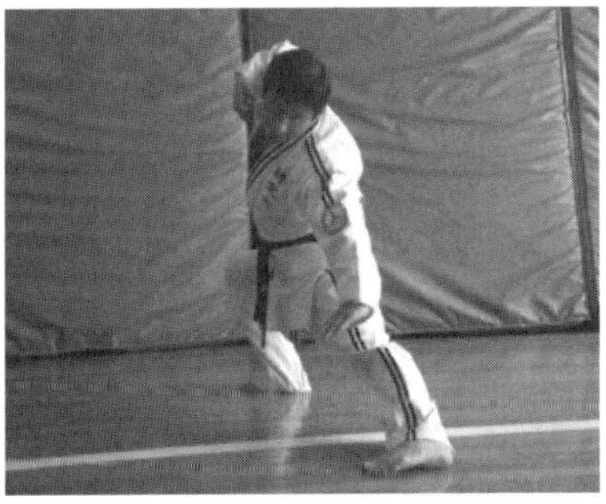

(8) 호흡을 멈추고 6~10초 정도 머무른다.

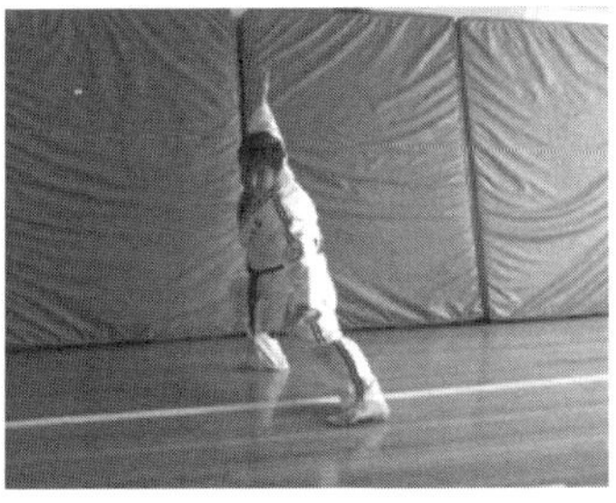

(9) 숨을 내쉬며 우측 팔을 뒤로 올려 펴고 골반을 틀어 우측 발로 상체를 밀어 좌측 무릎을 굽혀 중심을 앞으로 이동하고 두 팔을 뒤로 돌려내려 올려 가슴 앞으로 합장한다.

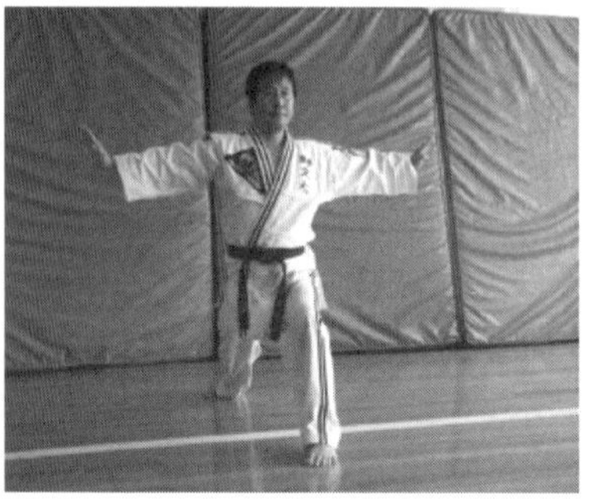
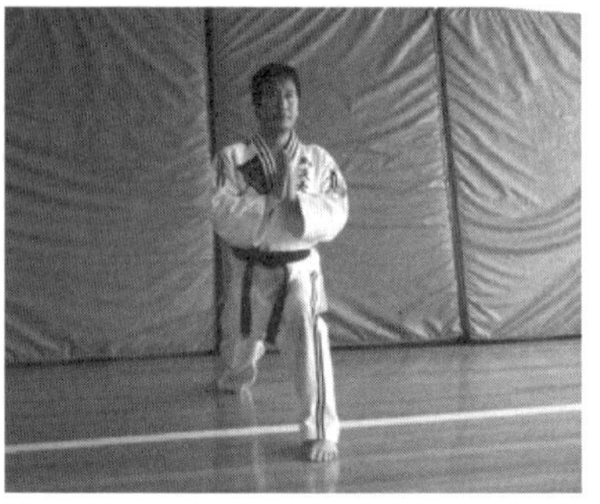

(10) 숨을 들어 마시며 우측 발을 좌측 발로 끌어 모으고 두 팔을 머리 위로 펴 올려 좌우로 돌려 가슴 앞에 합장한다.

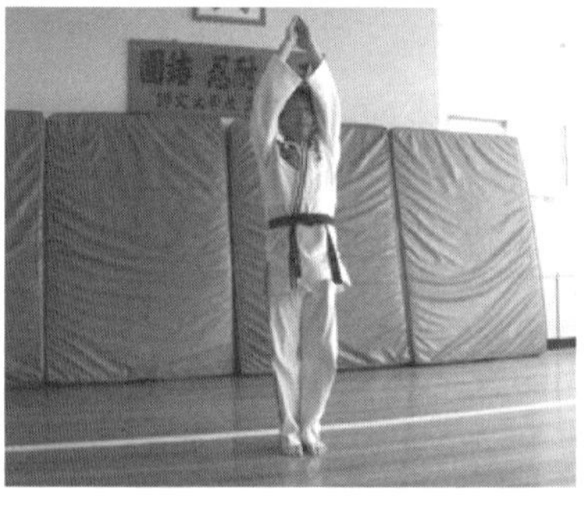
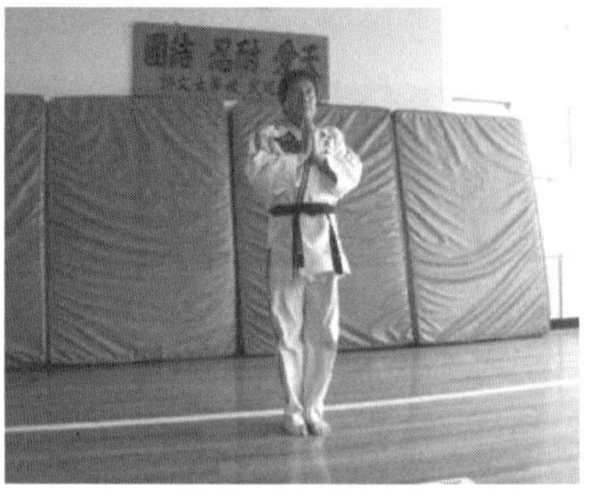

(11) 숨을 내쉬며 우측 발을 어깨넓이로 벌리며 두 팔을 펴 내린다.

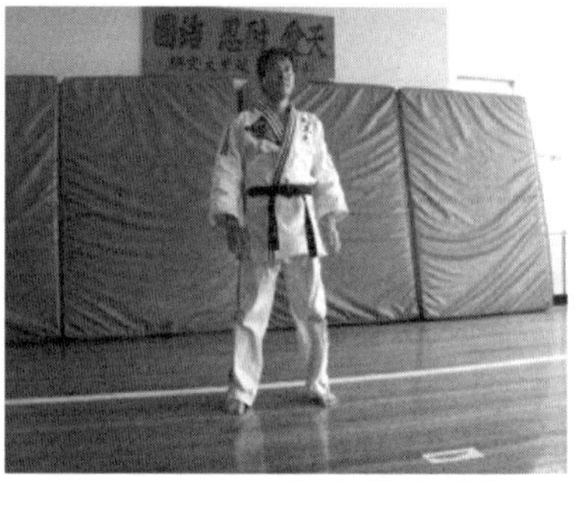

## 2) 횟수 및 방법

(1) 우측부터 시작하여 우측8회 후 좌측8회 실시 한다.

(2) 천궁을 충분히 수련한 뒤 하도록 한다.

(3) 호흡을 동작과 정확히 맞추어 하도록 한다. (옆구리, 허리에 무리가 갈 수 있음.)

(4) 1)의 (6)동작 시 빠르게 발을 접고 두 팔을 서로 펴고 당기며 발을 뒤로 뻴 때는 천천히 호흡에 맞춘다.

## 3) 효 과

(1) 골반을 충분히 이완시켜 주며 유연성이 강해진다.

(2) 하체의 힘이 길러진다.

(3) 옆구리 및 허리와 등의 근육이완이 충분히 이루어진다.

(4) 한발로 서서 중심을 잡는 동작이 있어 중심 잡는데 도움이 된다.

## 3. 일지궁(一之弓)

### 1) 자세 및 동작

(1) 정립 자세로 선다

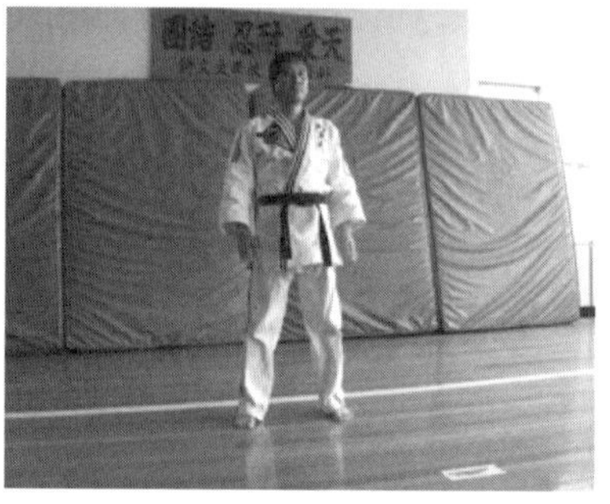

(2) 숨을 들어 마시며 우측 45'방향으로 몸을 틀어 우측 발을 당겨 좌측 발에 붙이며 두팔은 주먹을 쥐어 겨드랑이로 올려 둔다.

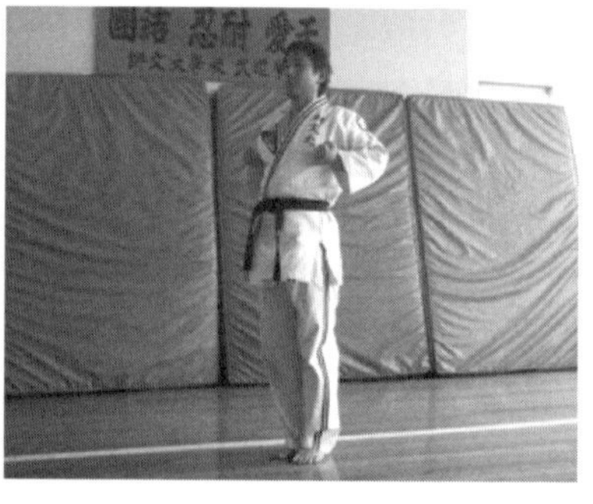

(3) 숨을 내쉬며 좌측 손을 우에서 좌측으로 들어 올려 정면으로 펴 내린다.(이때 손날이 정면으로 가도록 손목을 최대한 꺾어 세운다.)

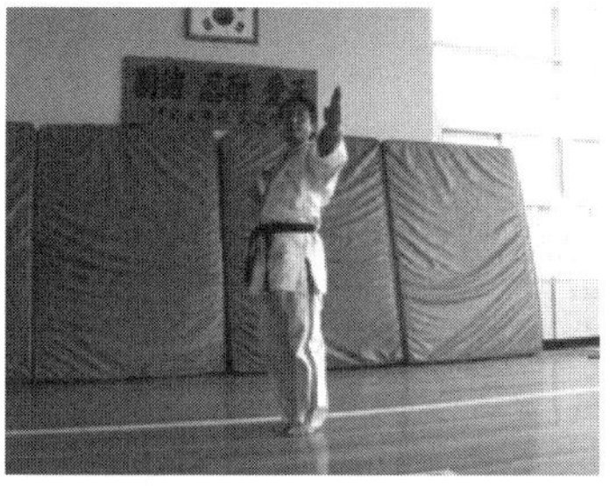

(4) 숨을 들어 마시며 우측 손을 내려 뒤로 돌려 머리위로 펴 올린 후 우측 발을 빼 등산식을 취하여 두 손을 그대로 정면으로 내려 좌측 발 무릎 바로 위에 손바닥이 서로 마주 하도록 하여 둔다.(이때 상체는 곧게 편다.)

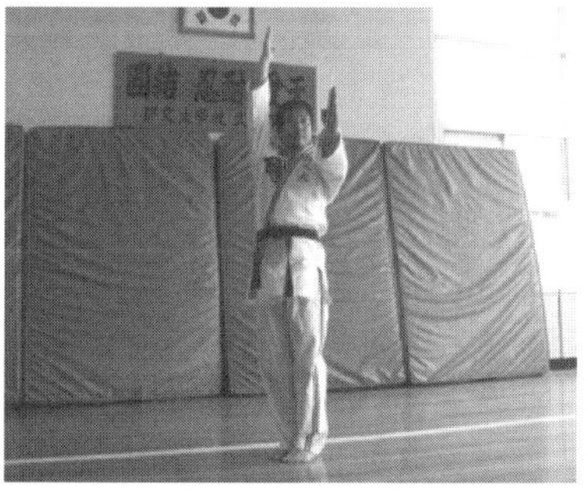

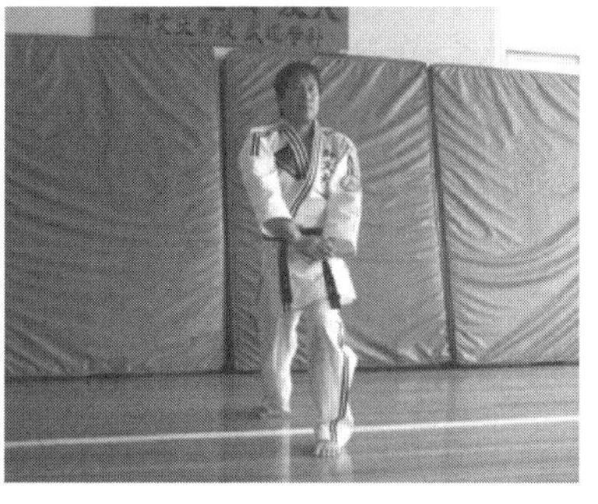

★ 등산식(登山式) 자세란 산을 오르는 자세로써 앞 발 무릎은 굽히고 뒷발 무릎은 곧게 편 자세를 말한다.

(5) 숨을 내쉬며 우측 손은 위로 올려 우측으로 돌리고 좌측 손은 아래로 내려 좌측으로 돌려 우측 손은 손바닥이 위로 가도록 하여 정면으로 수평으로 뻗고 좌측 손은 우측 손위에 손바닥으로 내려 둔다.

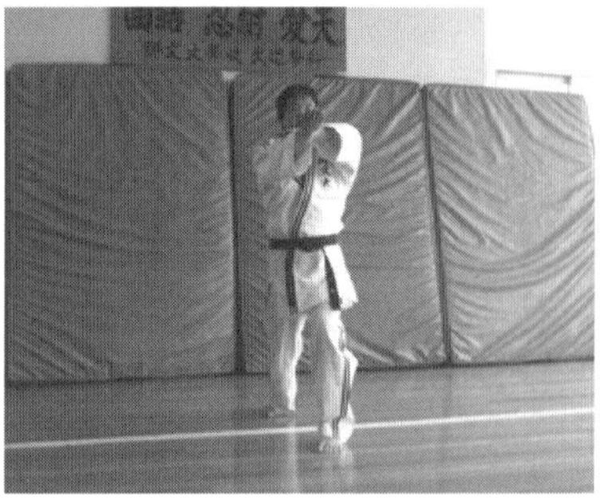

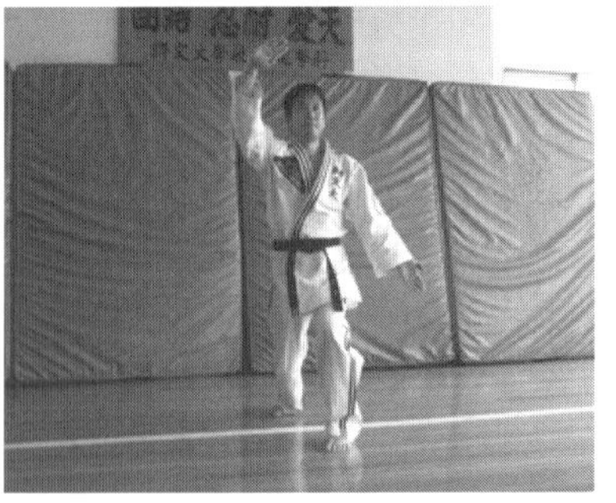

(6) 숨을 들어 마시며 두 손을 세워 좌측 손은 손바닥이 정면으로 가도록 손목을 꺾어 세우고 우측 손은 활시위를 당기듯 하여 팔을 당겨 둔다.

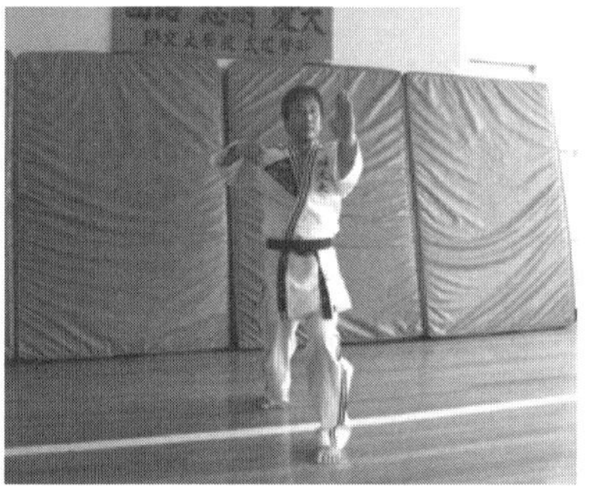

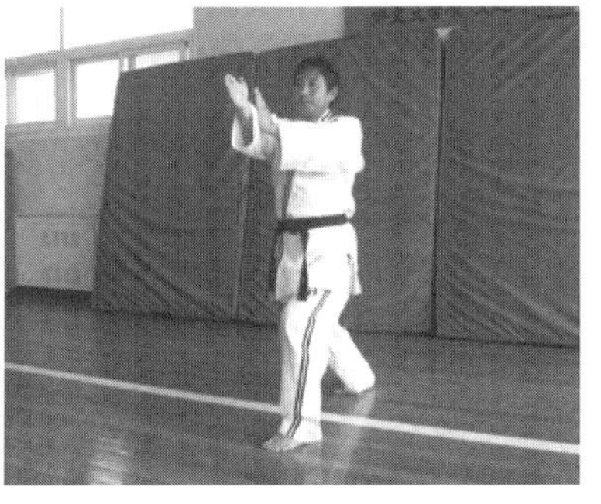

(7) 숨을 멈춘 채로 5초간 그대로 있다가 다시 우측발로 중심을 앉히며(좌측 무릎을 펴고 발목은 접는다.) 호흡을 한 단계 밑으로 더 내린 후 5초간 다시 동작을 멈춘다.

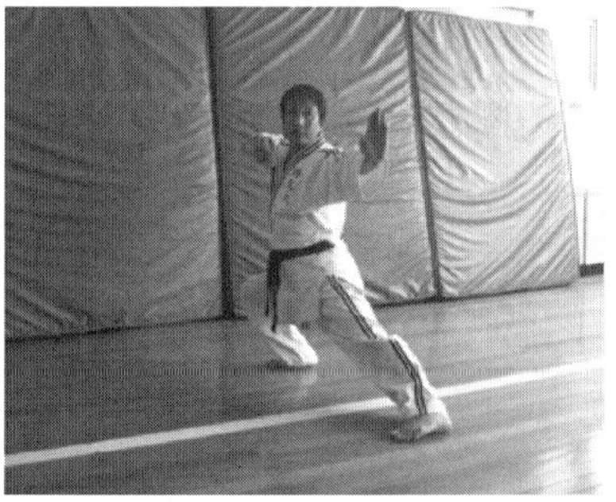

(8) 숨을 내쉬며 우측 손을 뒤로 올려 편 후 골반을 틀어 중심을 앞으로 밀고(발은

등산식 자세이고 좌・우 팔은 좌우로 수평상태) 두 손은 뒤로 내려 돌려 앞으로 모아 가슴 앞에 합장한다.

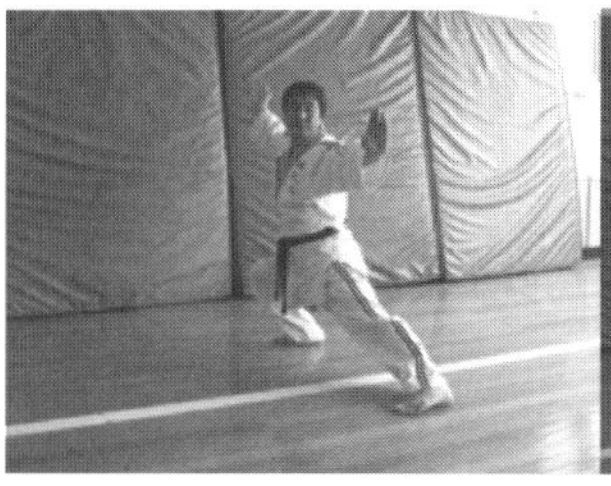
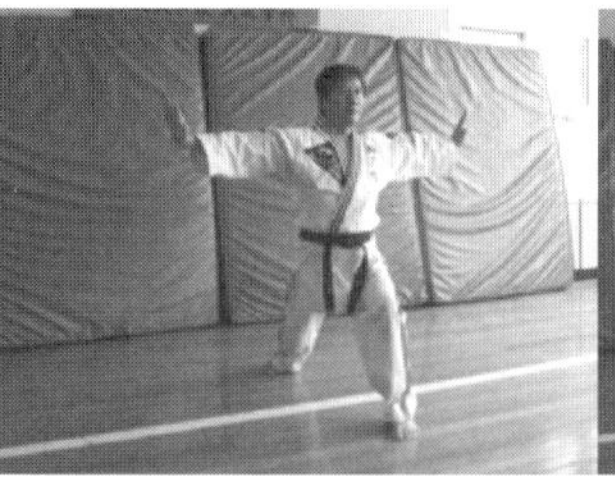
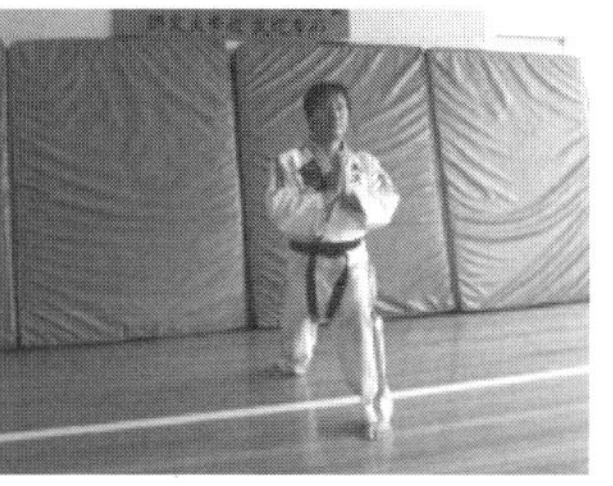

(9) 숨을 들어 마시며 우측 발을 좌측 발에 모아와 두 팔을 머리위로 펴 올리고 좌・우로 돌려내려 가슴 앞에 모아 합장한다.

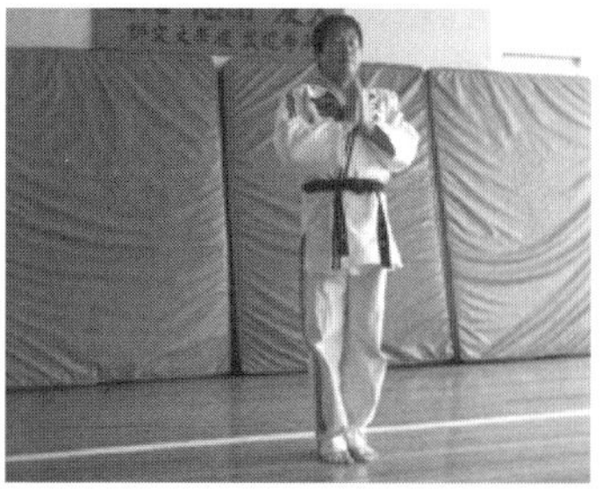
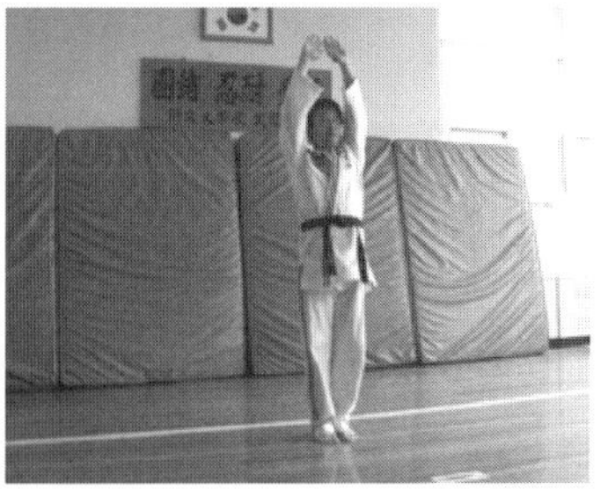

(10) 숨을 내쉬며 우측 발을 어깨넓이로 벌리며 두 손을 밑으로 펴 내린다.

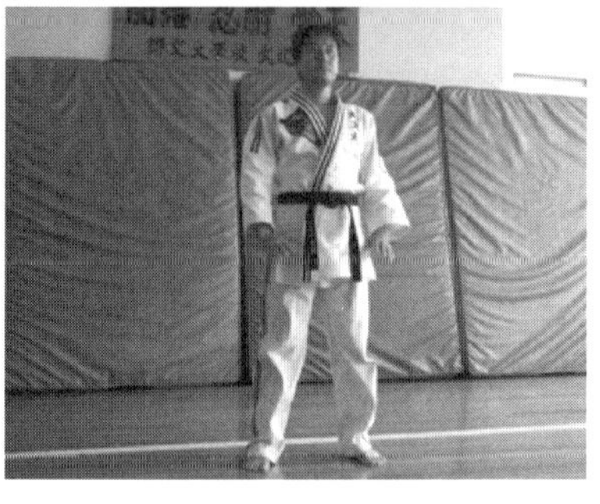

## 2) 횟수 및 방법

(1) 우측부터 시작하여 우측 8회, 좌측 8회 실시한다.
(2) 좌측으로 할 때는 상기 방법의 반대 방향으로 한다.

## 3) 효과

(1) 등산 식 자세에서 두 팔을 밀고 당기므로 어깨의 이완 효과가 크다.
(2) 호흡을 들어 마시고 뒤로 앉으며 호흡을 한 단계 더 깊게 하므로 허리 및 골반, 대퇴관절의 이완이 더 이루어진다.

## 4. 음궁(音弓)

### 1) 자세 및 동작

(1) 정립 자세로 선다

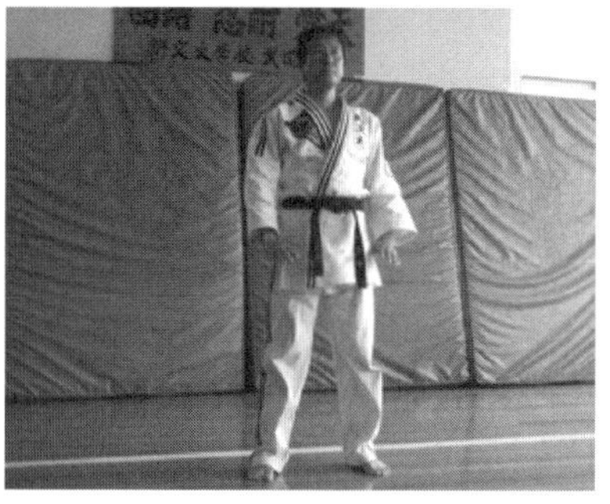

(2) 숨을 들어 마시며 우측 45'방향으로 몸을 틀어 우측 발을 당겨 좌측 발에 붙이며 두팔은 주먹을 쥐어 겨드랑이로 올려 둔다.

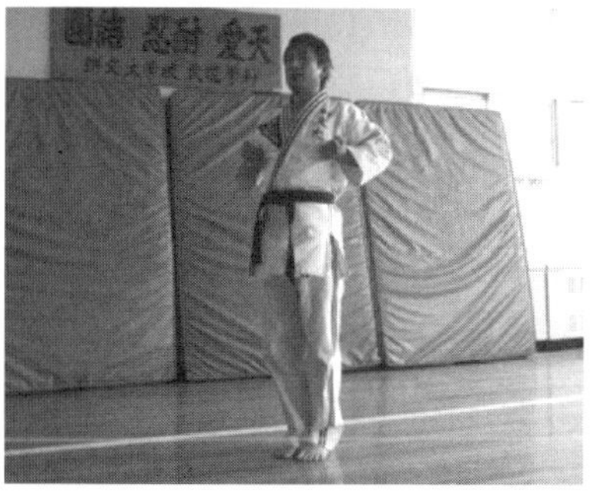

(3) 숨을 내쉬며 좌측 손을 우에서 좌로 들어 올려 정면으로 펴 내린다.(이때 손날이 정면으로 가도록 손목을 최대한 꺾어 세운다.)

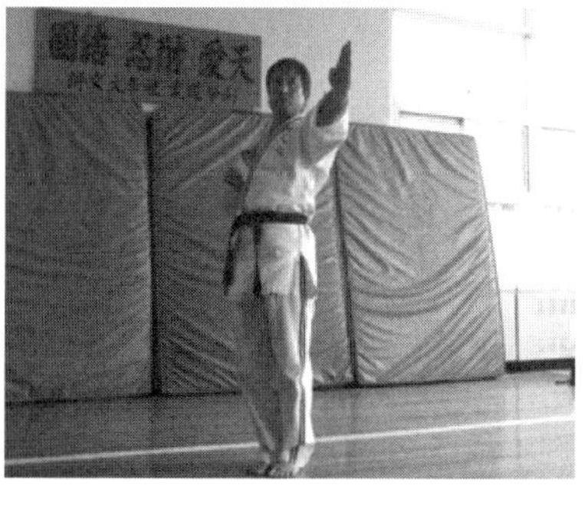

(4) 숨을 들어 마시며 우측 손을 내려 뒤로 돌려 머리위로 올려 허리를 틀어 상체를 정면으로 향하게 하며 우측 손을 내려 좌측 손과 마주하게 한다.

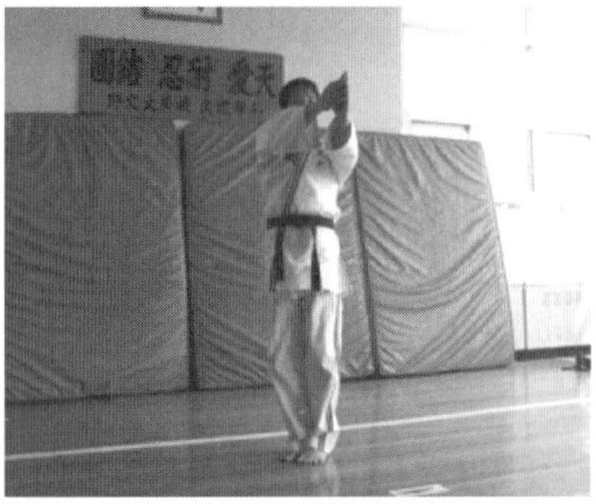
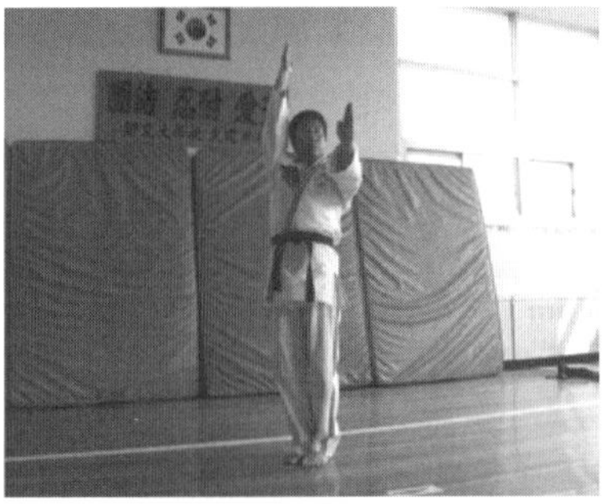

(5) 숨을 내쉬며 우측 손은 위로 올려 우측으로 돌리고 좌측 손은 아래로 내려 좌측으로돌려 하 단전 앞에 좌측 손바닥이 위로 가도록 두 손바닥을 모은다.

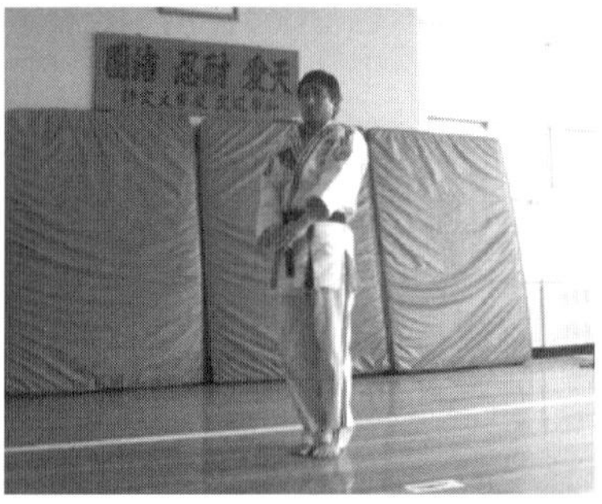
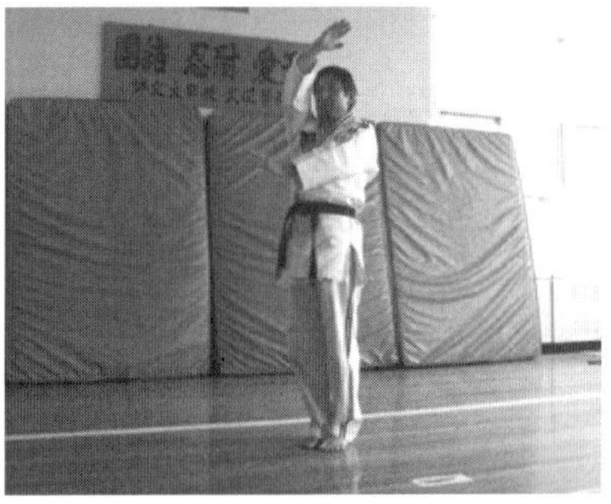

(6) 숨을 들어 마시며 두 손을 전방 11시 방향으로 올린다.

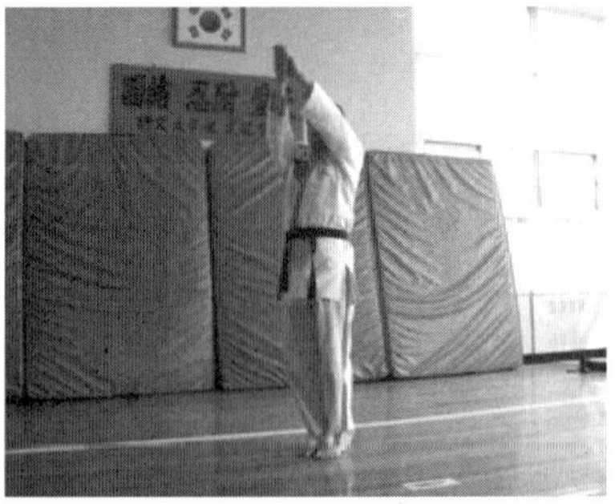

(7) 숨을 내쉬며 허리를 틀고 손도 그대로 좌측으로 이동시킨다.

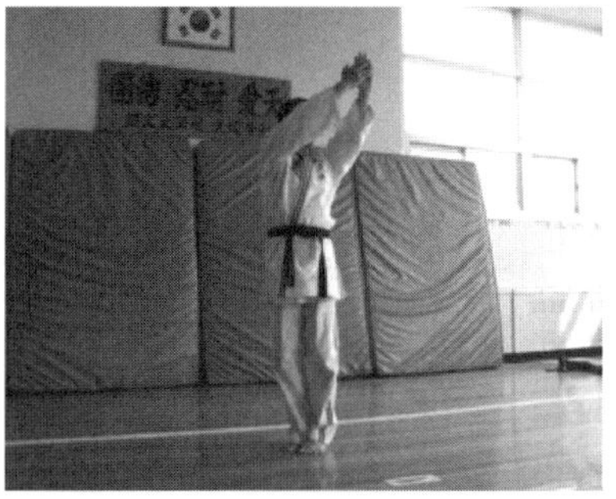

(8) 숨을 들어 마시며 우측 발을 뒤로 빼며 등산 식 자세를 취하며 상체를 뒤로 돌려 좌측팔과 우측 팔을 좌우로 크게 벌린다.(이때 좌측 손은 손바닥을 좌측 정변을 향하도록 손목을 세워 펴고 우측 손은 손가락을 구부려 활시위를 당긴 자세를 취한다. 또한 시선은 좌측 손을 바라본다.)

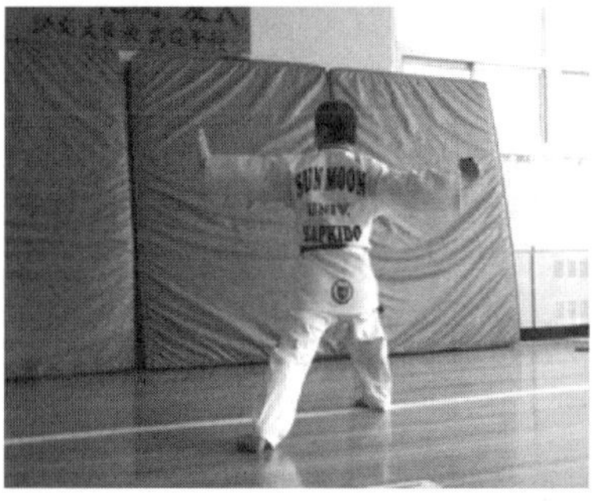



(9) 숨을 내쉬며 좌측 손을 우측 팔꿈치 안쪽으로 편 채로 이동하여 댄다.

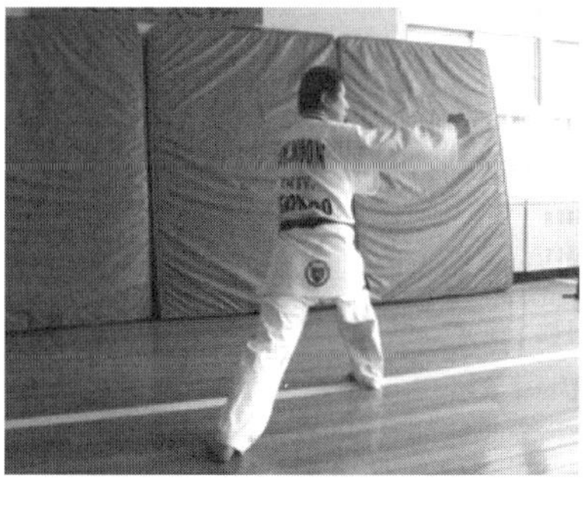

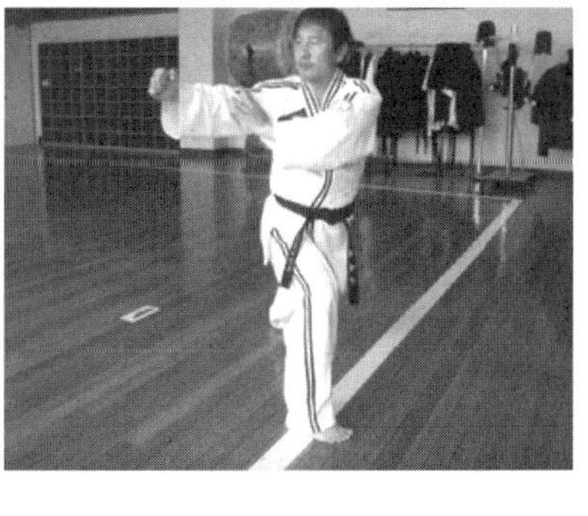

(10) 숨을 들어 마시며 몸을 180˚돌리며 좌측 손은 활시위를 당기 듯 펴고 우측 손

은 손바닥이 정면을 향하도록 손목을 세워 시선은 우측 손을 바라본다.

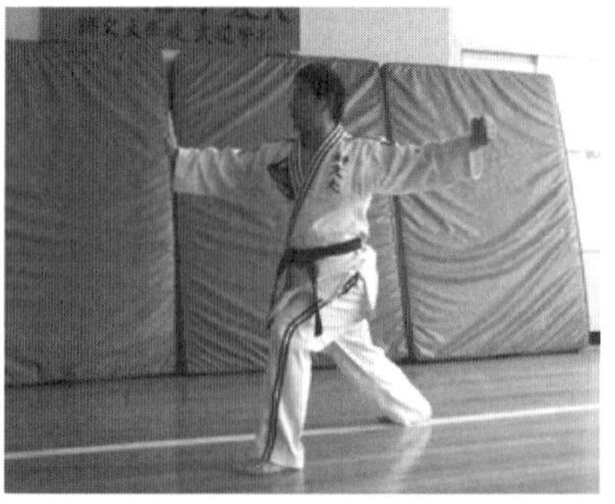

(11) 숨을 내쉬며 좌측 손을 밑으로 우측 손은 위로 가도록 좌측 무릎 위로 모은다.

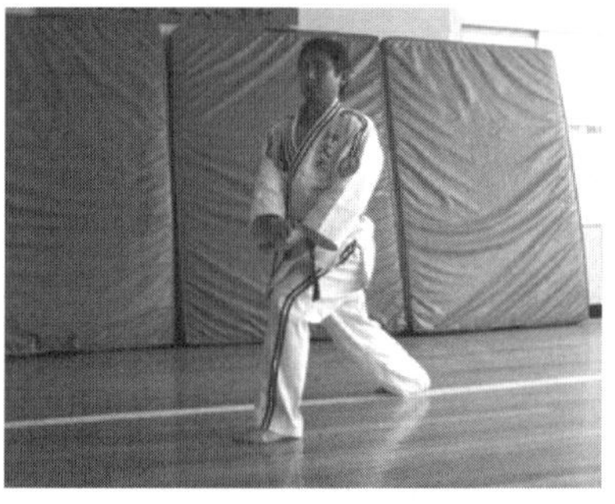

(12) 숨을 들어 마시며 두 손을 반대로 돌려 두발을 펴 일어서며 두 손을 몸 전방 위쪽으로 11시 방향으로 올린다.

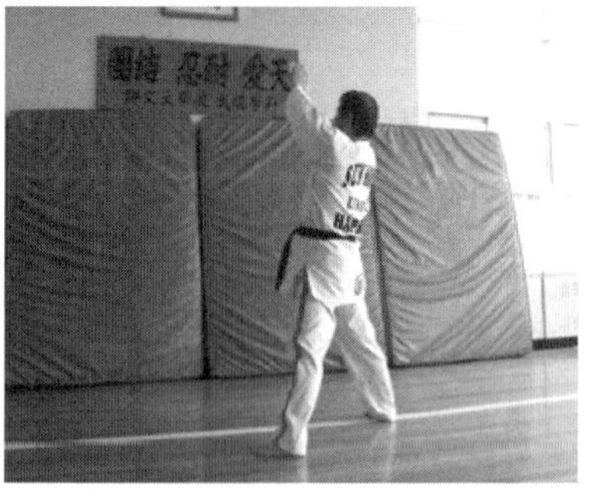

(13) 숨을 한 단계 더 밑으로 내리며 우측 발을 구부려 앉으며(좌측 무릎은 펴고 발목은 접는다.) 좌측 손은 손바닥이 정면으로 가도록 손목을 세워 뻗어 내리고

우측 손은 활시위를 당기듯 접어 당겨 앉는다.

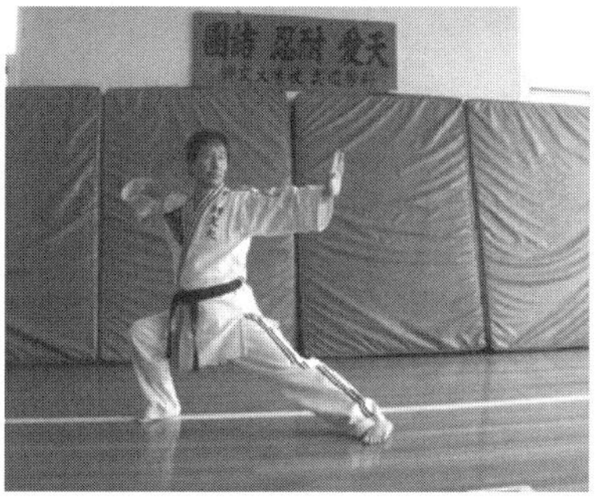

(14) 숨을 내쉬며 우측 손을 뒤로 올려 편 후 골반을 틀며 뒷발로 상체를 밀어 중심을 앞으로 이동한 후 두 팔을 뒤로 돌려 가슴 앞에 모아 합장한다.

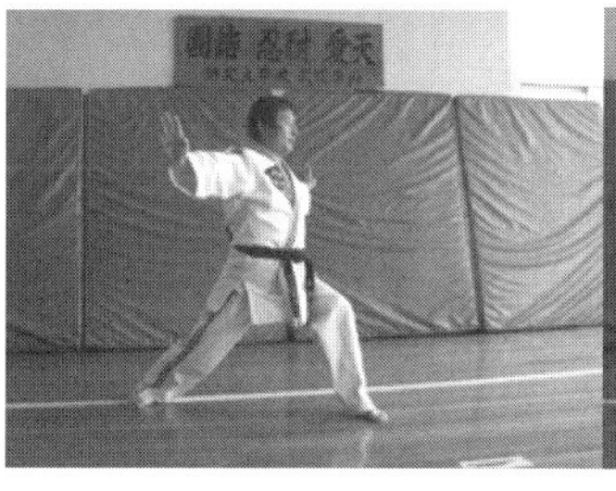
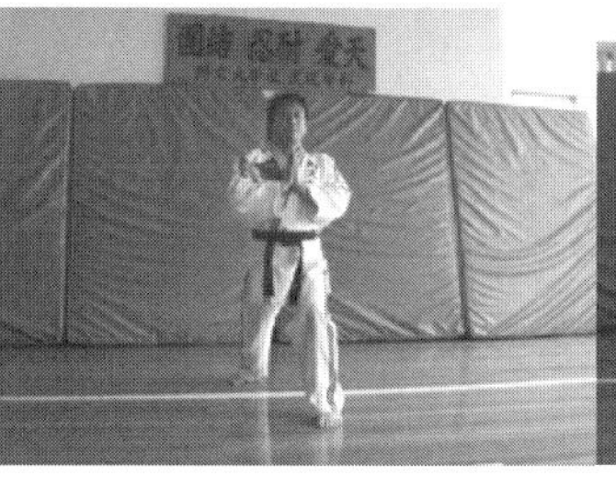
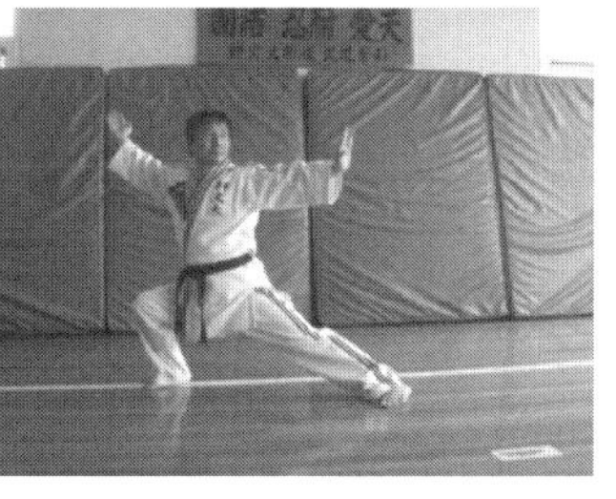

(15) 숨을 들어 마시며 우측 발을 모아와 두 손을 머리위로 올려 좌우로 크게 돌려 내려 가슴 앞에 합장하여 모은다.

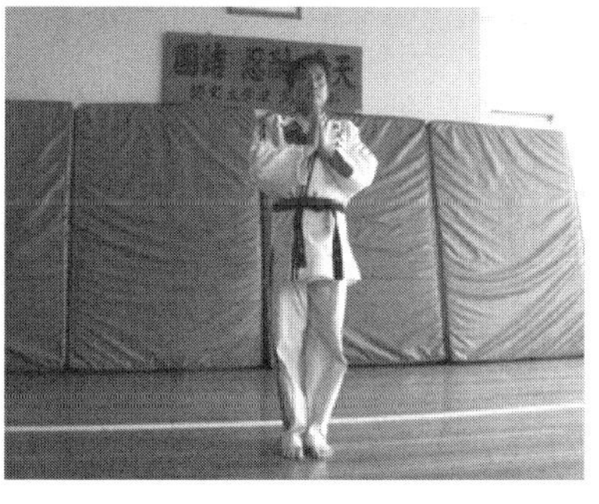

(16) 숨을 내쉬며 우측 발을 어깨넓이로 벌리고 두 팔을 펴 내린다.

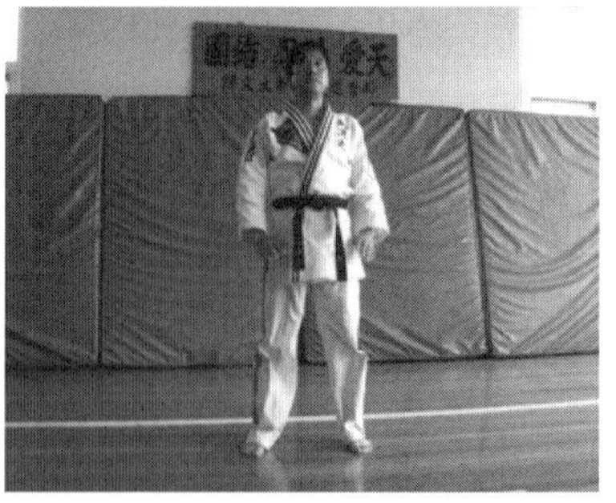

## 2) 횟수 및 방법

(1) 우측부터 시작하여 우측 8회, 좌측 8회 실시한다.
(2) 팔의 동작을 크게 하여 부드럽게 한다.
(3) 시선이 바라볼 곳을 정확히 하여 실시한다.
(4) 소리(音)는 사방으로 퍼져 나가듯, 동작 역시 사방으로 움직여 이뤄지도록 되어 있으며 전신의 골격 및 근육 이완이 충분히 되도록 한다.

## 3) 효과

(1) 두 팔을 모아 펴 올려 상체를 틀어 주므로 전신 이완의 효과가 있다.
(2) 등산 식으로 좌우로 팔을 벌려 가슴을 펴 주므로 등과 어깨의 이완 효과 및 허리의 힘을 길러 주며 또한 척추교정의 효과가 있다.
(3) 폐활량이 증가한다.

## 5. 경궁(璟弓)

### 1) 자세 및 동작

(1) 정립 자세로 선다.

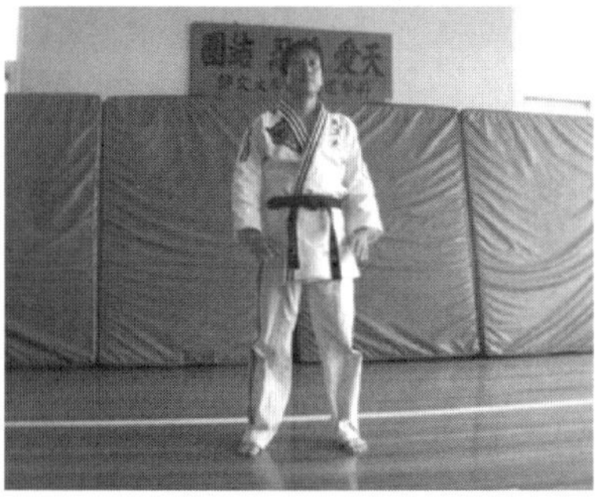

(2) 숨을 들어 마시며 상체를 우측으로 틀며 우측 발을 당겨 좌측 발에 모으며 두 팔을 주먹을 쥐어 겨드랑이 옆에 당겨 올려둔다.

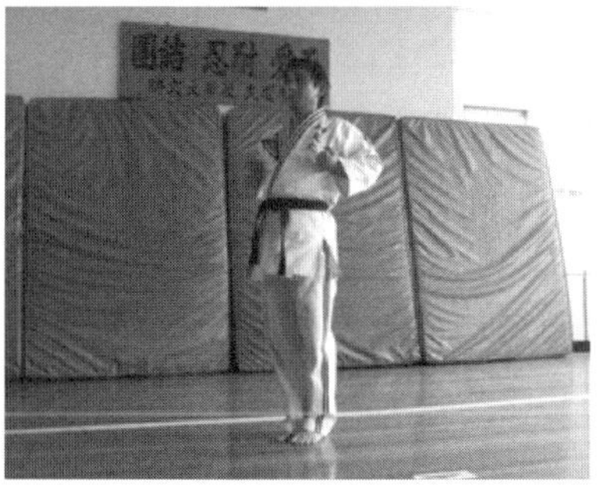

(3) 숨을 내쉬며 좌측 손을 뒤로 돌려 올려 손날이 정면으로 가도록 세워 팔을 펴 어깨 선상에 둔다.(이때 시선은 손끝)

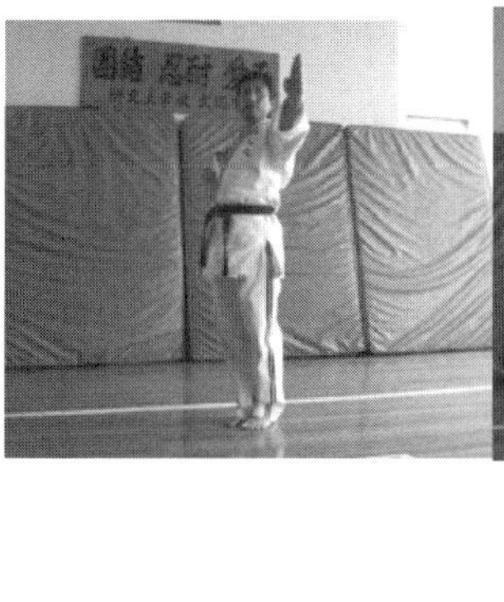
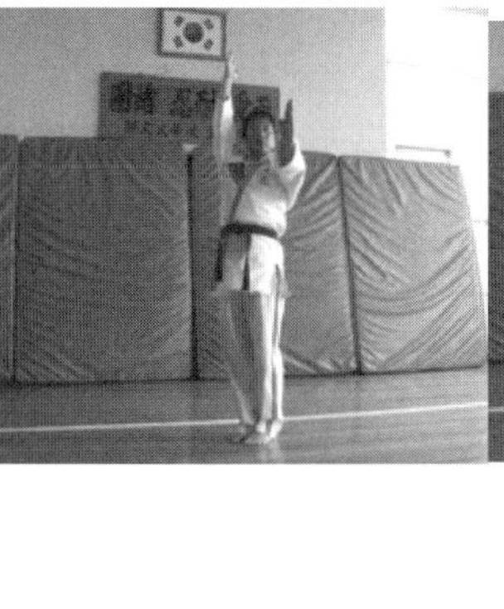
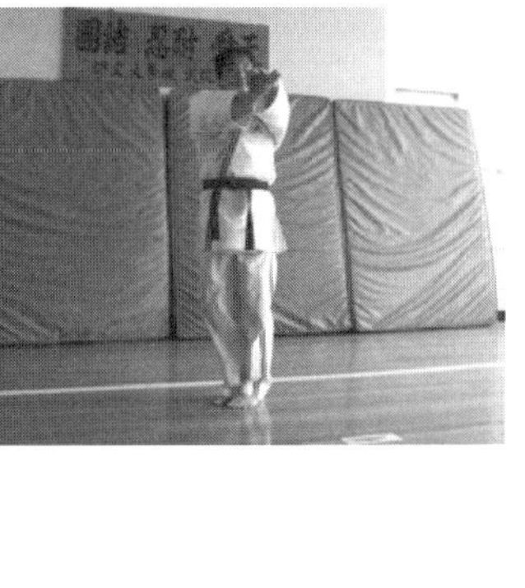

(4) 숨을 들어 마시며 우측 손을 내려 돌려 머리 위까지 왔을 때 좌측 손바닥을 하늘로 향하도록 하여 우측 손바닥을 내려 둔다.

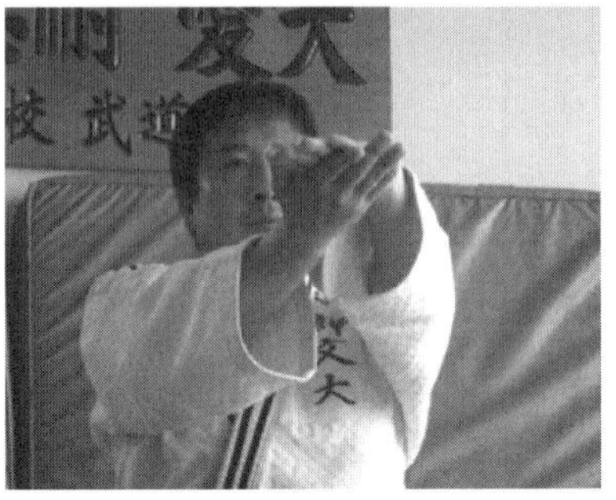

(5) 숨을 내쉬며 천천히 두 손을 그대로 뒤집으며 좌측 손은 손바닥이 지면으로 향하게 하고 우측 팔은 활시위를 당기듯 뒤로 접어 우측 발을 들어 발바닥을 무릎에 댄다.

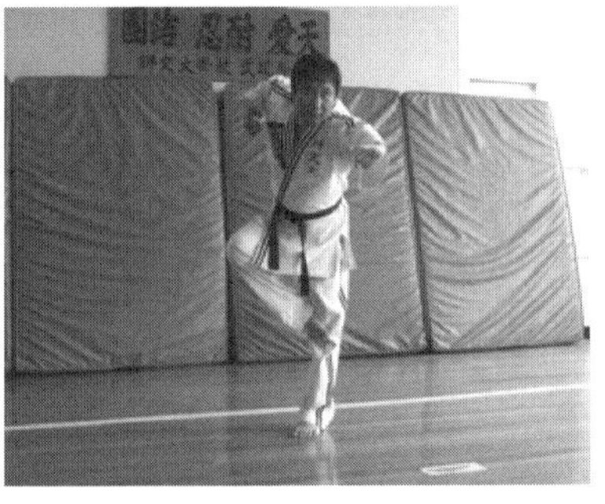

(6) 숨을 들어 마시며 우측 발을 골반을 이용하여 돌려 뒤로 빼 지궁의 자세와 동일하게 갖춘다.

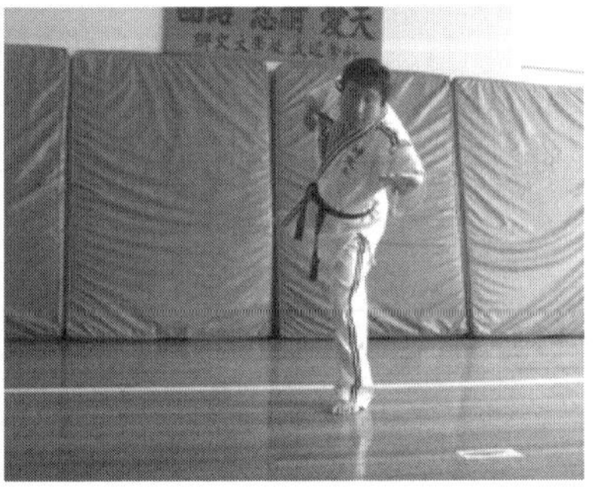

(7) 숨을 멈추고 5초간 동작을 멈춘다.

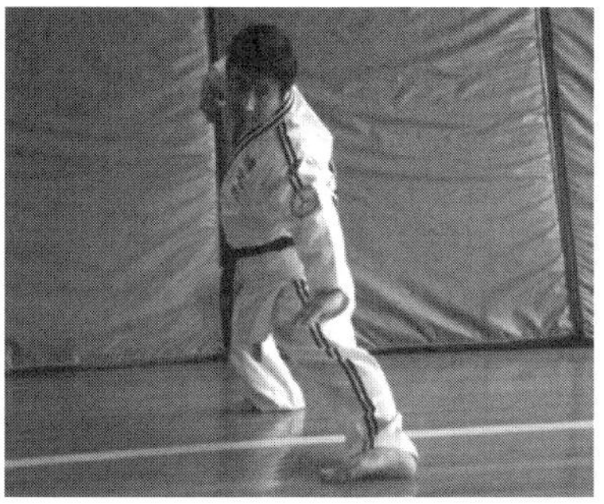

(8) 숨을 내쉬며 상체를 활시위를 당긴 자세 그대로 좌측 무릎을 굽히고 우측 발 무릎을 땅에 댄다.

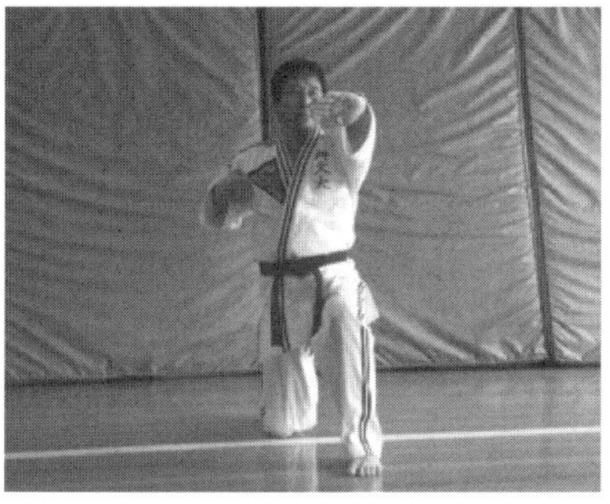

(9) 숨을 들어 마시며 우측 손을 우측 아래로 내려 다시 위로 올려 좌측 손바닥에 대고 좌측 손을 상방 11시 방향으로 올리고 우측 팔은 활시위를 당기듯 뒤로 최대한 당긴다. (10) 호흡과 동작을 5초간 멈춘다.

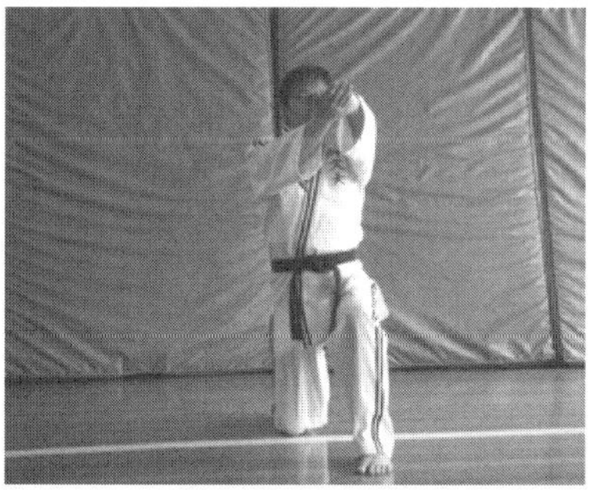

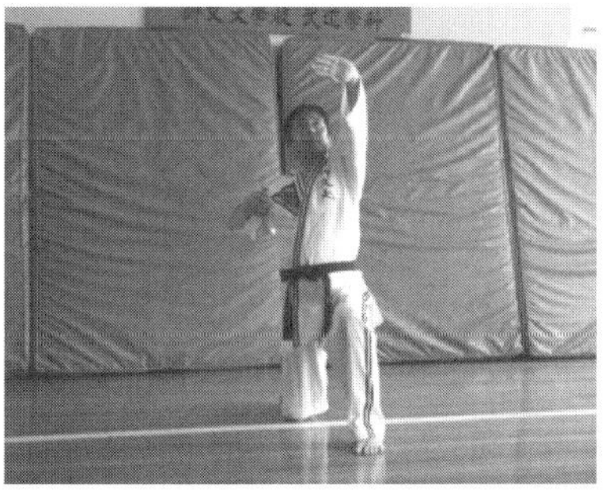

(11) 숨을 내쉬며 우측 손을 뒤로 편 후 좌측 팔은 좌측으로 우측 손은 우측으로 수평이 되도록 편 후 좌우 사선으로 내린다.

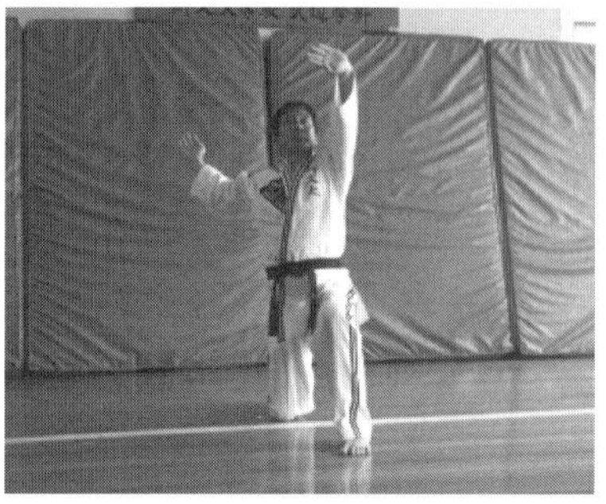
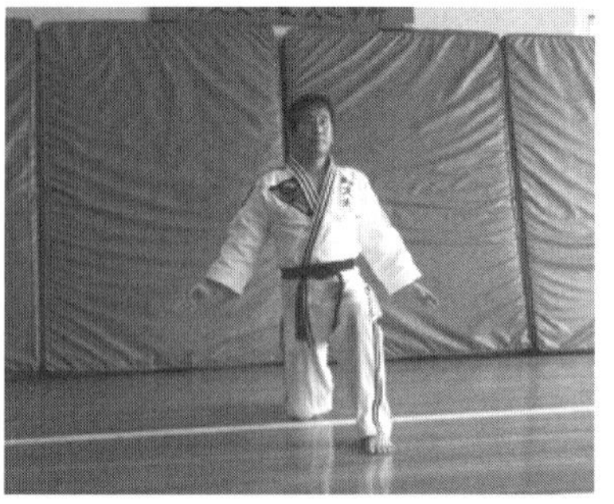

(12) 숨을 들어 마시며 두 손을 모아 우측 발로 상체를 밀어 일어서며 우측 발을 좌측 발을 좌측 발에 붙이며 양손을 가슴 앞에 합장 한다.

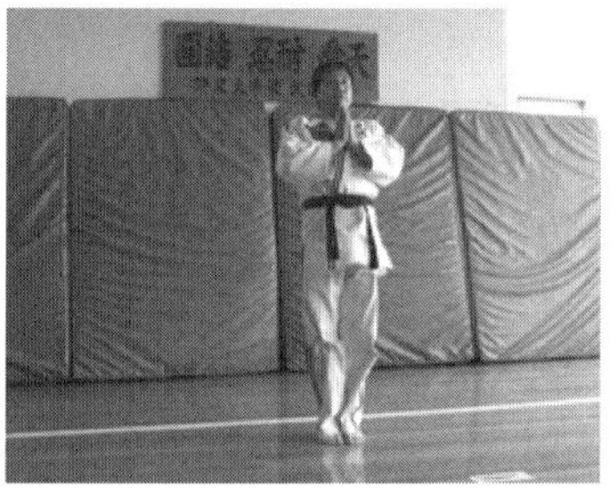

(13) 숨을 내쉬며 우측 발을 벌려 두 팔을 펴 내린다.

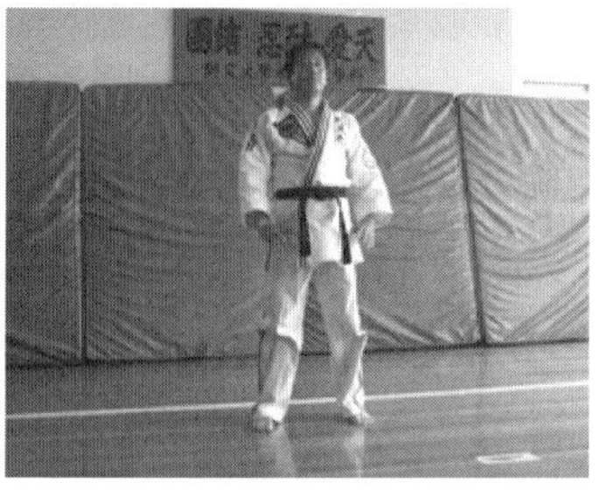

## 2) 횟수 및 방법

(1) 우측 방향부터 시작하여 우측 8회 좌측 8회 실시한다.

(2) 지궁 자세를 갖출 때 목이 꺾이지 않도록 한다.

(3) 무릎을 땅에 대고 자세를 취할 때 반듯한 자세가 되도록 주의한다.

## 3) 효과

(1) 각 발의 발가락 힘을 길러주며 발바닥 근육의 이완 효과가 크다.

(2) 상체를 펴 두 팔을 전후로 펴 올리므로 상체골격을 펴 올려 교정효과가 크다.

(3) 상체의 근육이완이 강하게 이루어진다.

## 6. 탄궁(彈弓)

### 1) 자세 및 동작

(1) 정립 자세로 선다.

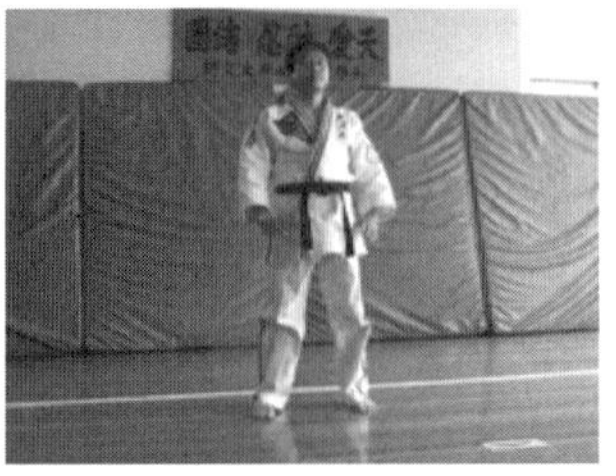

(2) 숨을 들어 마시며 우측 45'방향으로 상체가 가도록 우측 발을 뒤로 빼 어깨넓이로 서며 두 팔은 주먹을 쥐어 겨드랑이에 올려둔다.

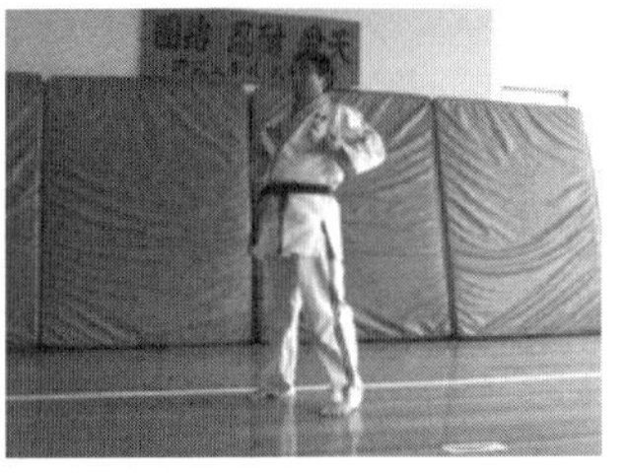

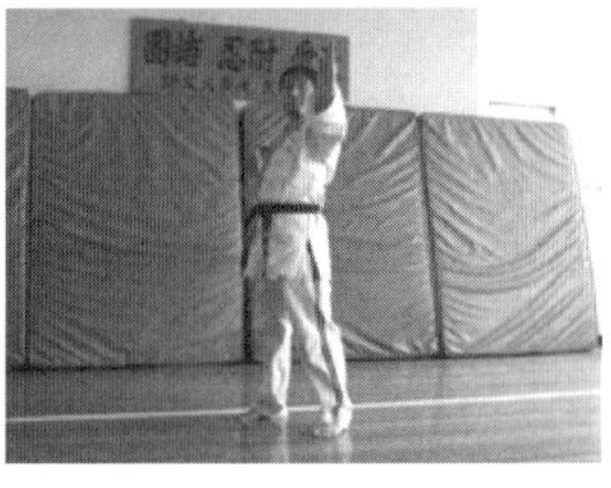

(3) 숨을 내쉬며 좌측 팔을 뒤로 돌려 올려 정면으로 내려 어깨 수평선상에 둔다.

(4) 숨을 들어 마시며 우측 팔을 아래로 내려 돌려 올려 좌측 손과 마주하여 내려 둔다.

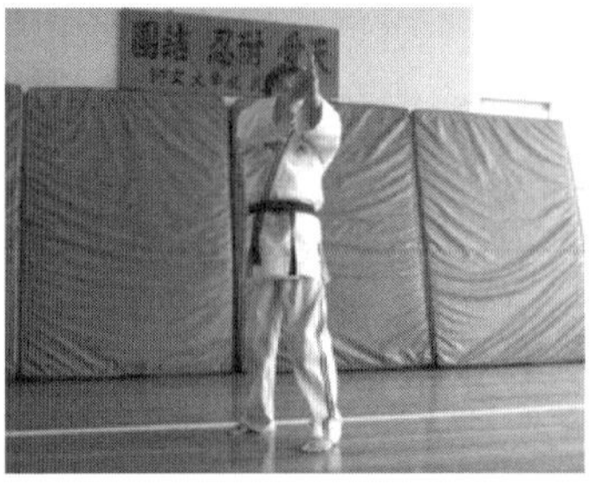

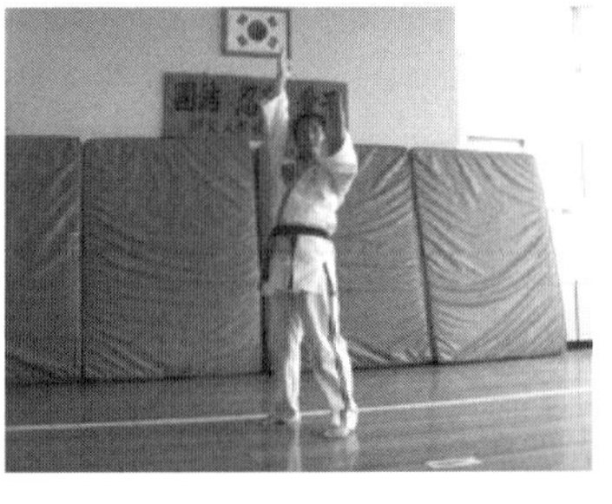

(5) 호흡을 멈추고 우측 발이 나가 상체를 돌려 뒤로 튕겨 좌측 발을 들어 올려 발바닥을 우측 무릎에 대고 좌측 손은 편 채로 두고 우측 팔은 활시위를 당기듯 접어 당겨 선채로 5초간 동작을 멈춘다.

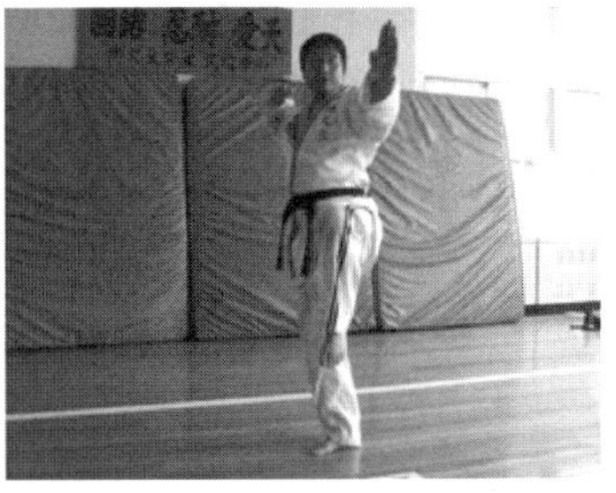

(6) 숨을 내쉬며 좌측 발을 앞으로 펴 내딛고 우측 손을 위로 편 후 두 팔을 뒤로 돌려내려 단전 앞에 좌측 손이 위로 가도록 하여 손바닥을 모은다.

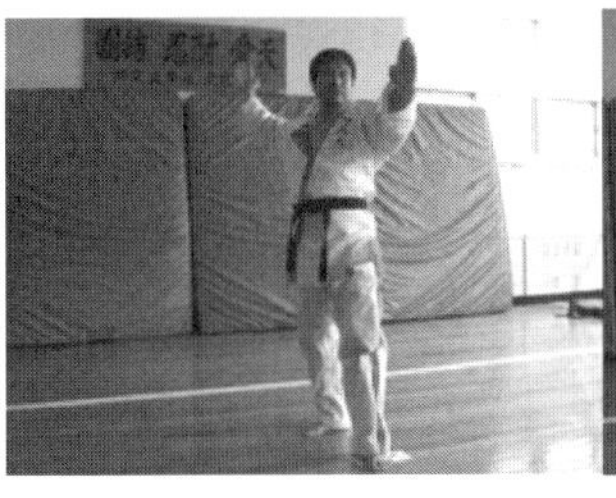
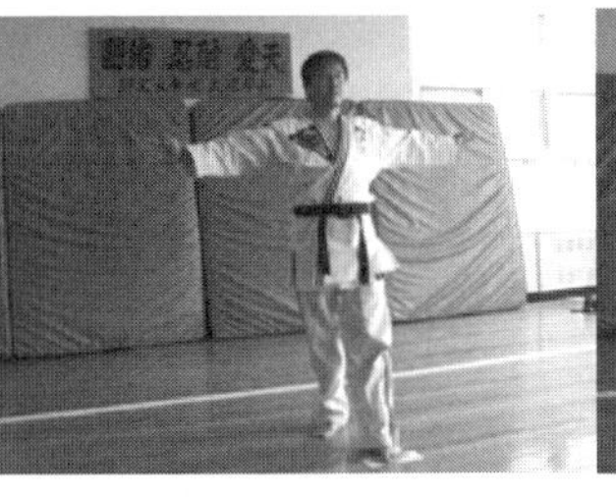
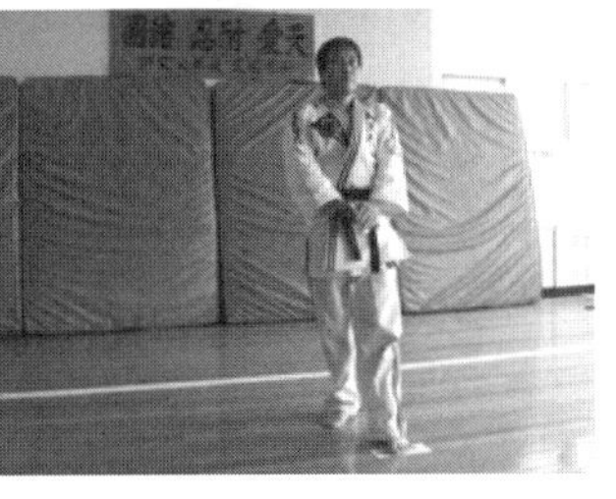

(7) 숨을 들어 마시며 우측 발이 나가 좌측으로 몸을 회전시키며 좌측 발을 펴 돌려(선풍각) 좌측 발이 땅에 먼저 닿고 우발에 중심을 실어 궁전보 자세를 갖춘 후 호흡과 동작을 5초간 멈춘다.

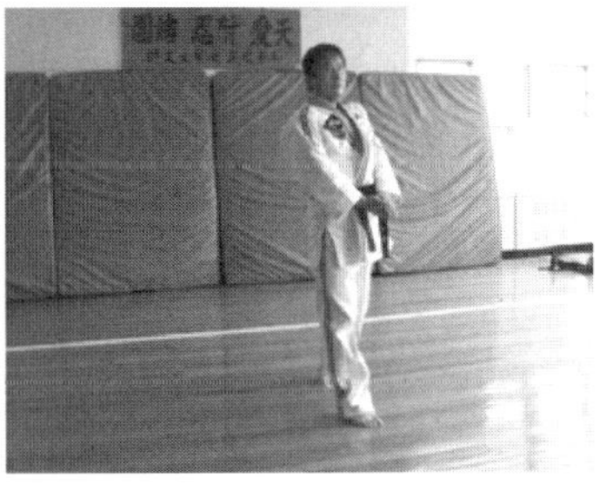
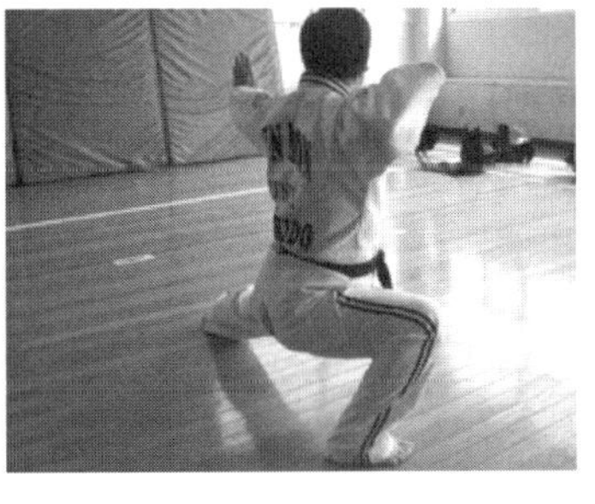

(8) 숨을 내쉬며 우측 손을 위로 펴 올린 후 골반을 틀어 중심을 앞으로 이동하여 양손을 뒤로 내려 앞으로 모아 가슴 앞에 합장한다.

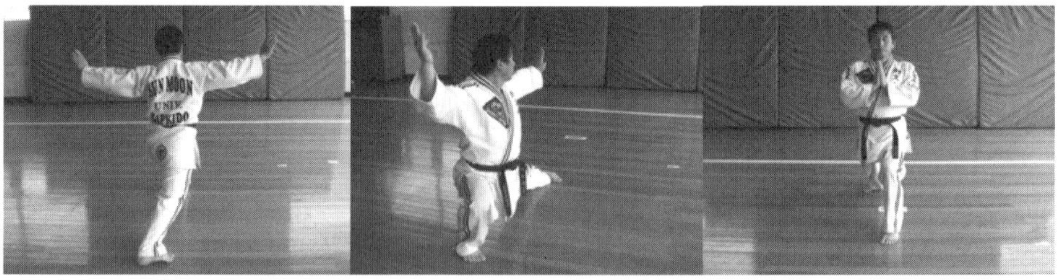

(9) 숨을 들어 마시며 우측 발을 좌측 발로 모아오고 양손을 머리위로 펴 올려 좌우로 돌려내려 가슴 앞에 다시 합장한다.

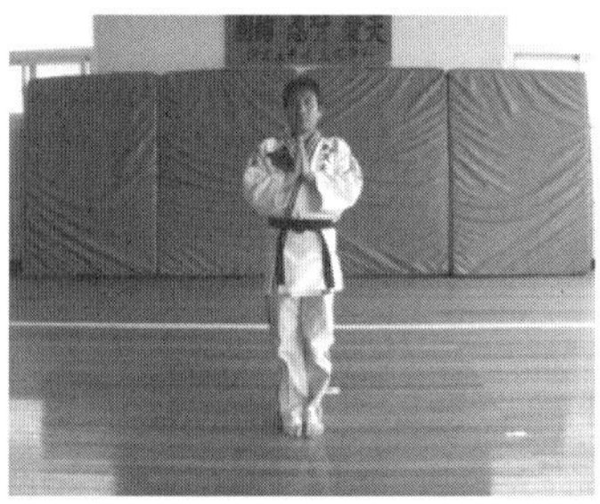

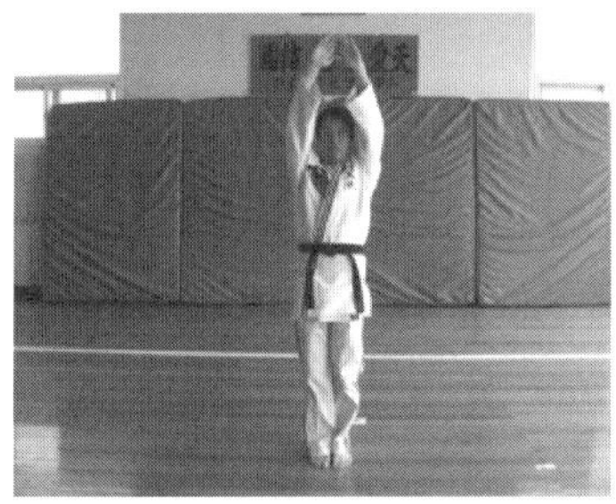

(10) 숨을 내쉬며 두 손을 펴 내리며 우측 발을 어깨넓이로 벌려 선다.

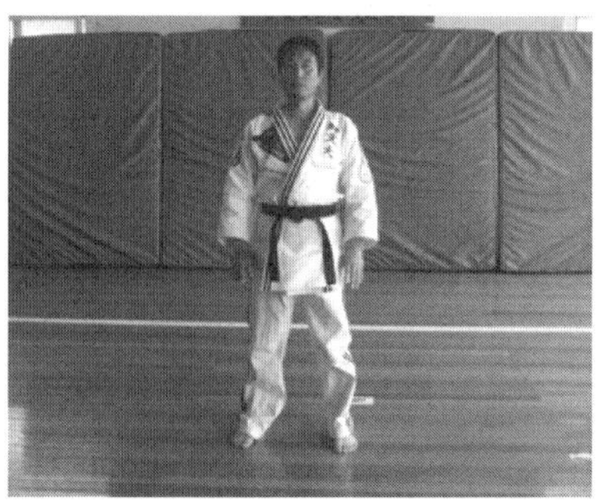

## 2) 횟수 및 방법

(1) 우측부터 시작하여 우측 8회, 좌측 8회 실시한다.

(2) 뒤로 튕겨 올라 한발로 설 때 몸을 펴 짜주고 다리를 접어 고정을 시킨다.

(3) 선풍각을 돌 때 호흡을 들어 마시며 순간 탄력으로 돌아 자세를 갖춘다.

### 3) 효 과

(1) 몸의 탄력을 키워준다.

(2) 몸을 튕겨 한발로 서므로 호흡과 몸의 일치에 중요하며 중심 잡는데 큰 도움이 된다.

(3) 몸을 회전시켜 자세를 잡음으로 중심을 잡는데 큰 도움이 된다.

# 7. 지궁(地弓)

## 1) 자세 및 동작

(1) 정립 자세로 선다.

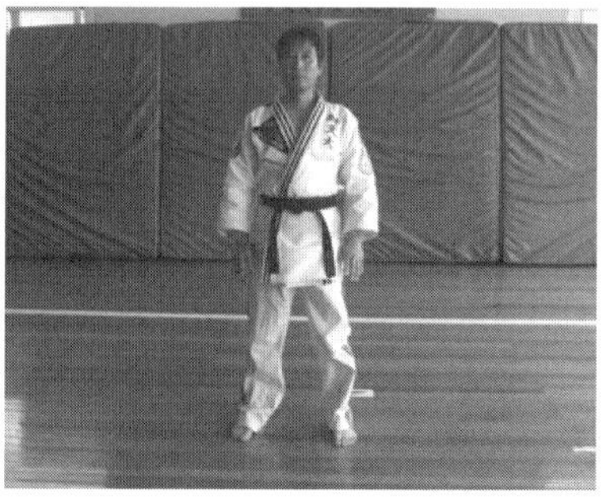

(2) 숨을 들어 마시며 탄궁과 마찬가지로 우측 발을 뒤 대각선으로 어깨 넓이로 벌려 서며 양 손을 주먹을 쥐어 겨드랑이에 올려 둔다.

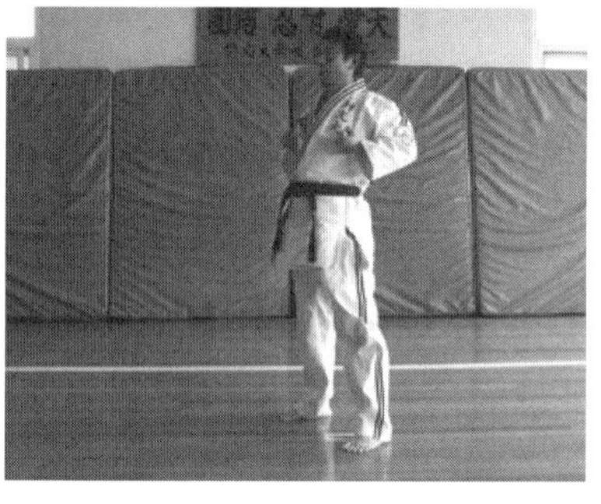

(3) 숨을 내쉬며 좌측 손을 뒤로  돌려 올려 정면 어깨 선상에 펴 둔다.

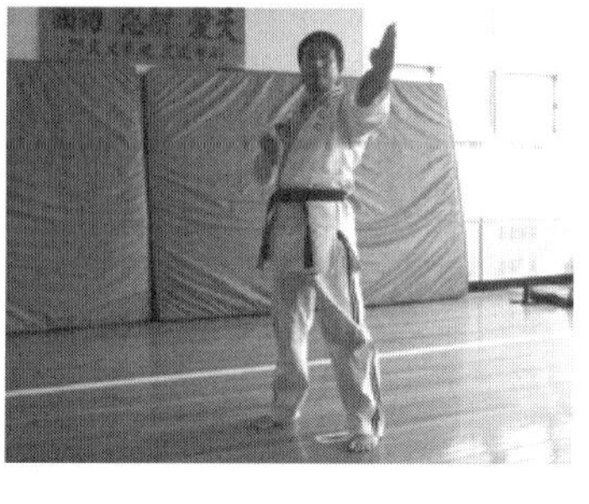

(4) 숨을 들어 마시며 우측 손을 아래로 내려 돌려 올려 좌측 손과 마주하여 둔다.

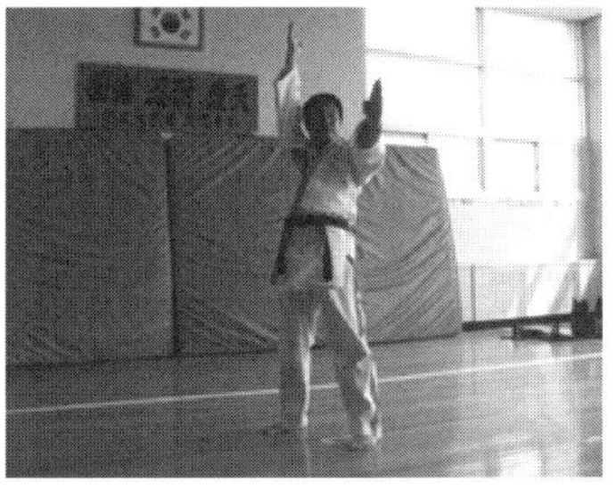

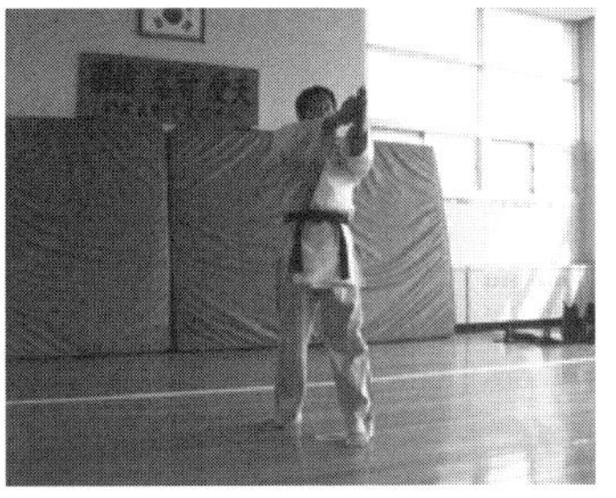

(5) 숨을 멈추고 상체를 우측으로 180'돌려 좌측 손은 뻗고 우측 손은 활시위를 당긴 자세로 뒤로 당기며 발은 좌반 자세로 꼬아 앉는다.

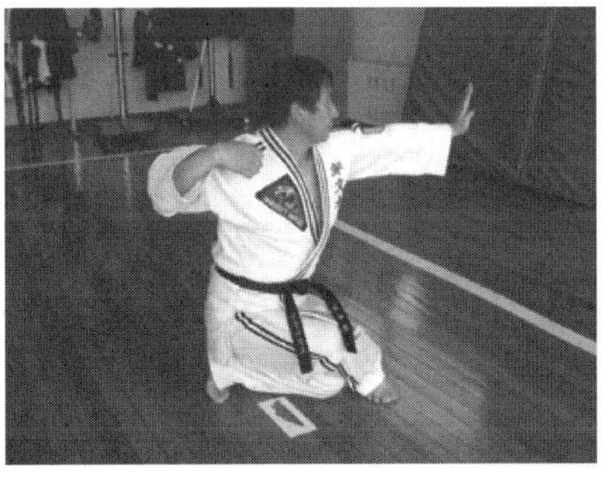

(6) 좌반으로 앉은 후 5초간 호흡과 동작을 멈춘다.

★ 좌반 이란? 오른쪽 발의 발바닥을 틀어 발가락이 우측방향으로 가도록 하고 무릎을 굽혀 앉고 왼쪽 발의 발가락만 땅에 대고 발바닥은 세우고 왼 무릎은 굽혀 우측 발 장단지에 대고 엉덩이를 왼발 뒤꿈치에 대고 앉는 자세.

(7) 숨을 내쉬며 좌측 발이 앞으로 나가 발목은 접고 무릎을 펴며 중심은 우측 발에 둔다.(궁전보 자세와 같은 자세.)

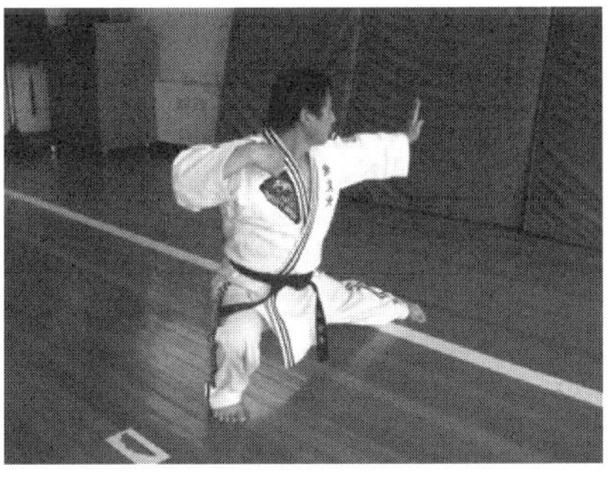

(8) 숨을 들어 마시며 그 자세로 땅 바닥에 앉은 후 우측 팔을 뒤로 펴 올리고 양 팔을 뒤로 내려 양 팔에 탄력을 주어 앞으로 모아 합장하며 몸을 튕겨 두 발에 힘을 주어 일어선다.

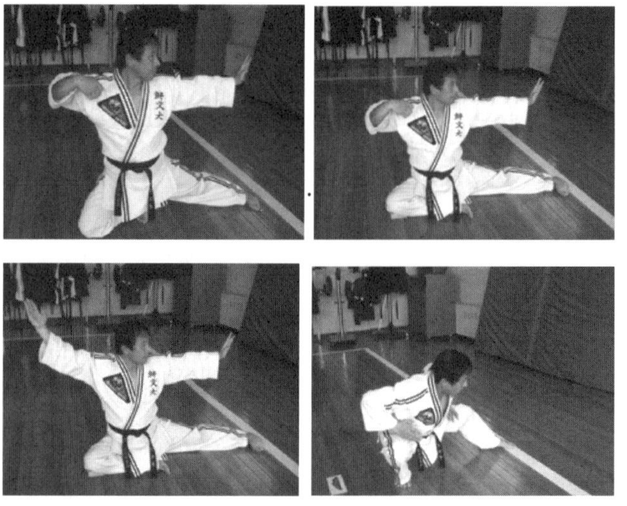

(9) 숨을 내쉬며 우측 무릎은 펴고 좌측 무릎은 구부려 상체를 (몸 중심) 앞으로 이동한다.

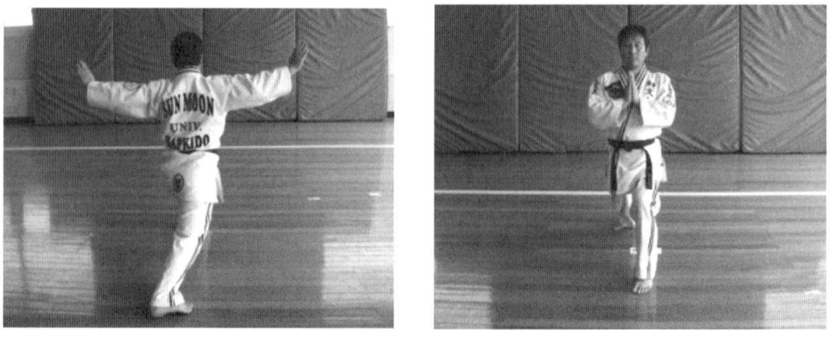


(10) 숨을 들어 마시며 우측 발을 당겨 좌측 발에 모으고 두 팔은 머리 위로 올려 좌우로 펴내려 다시 가슴 앞에 합장 한다.

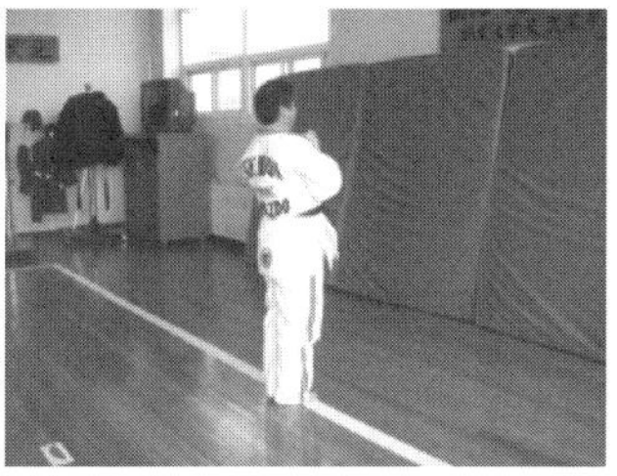

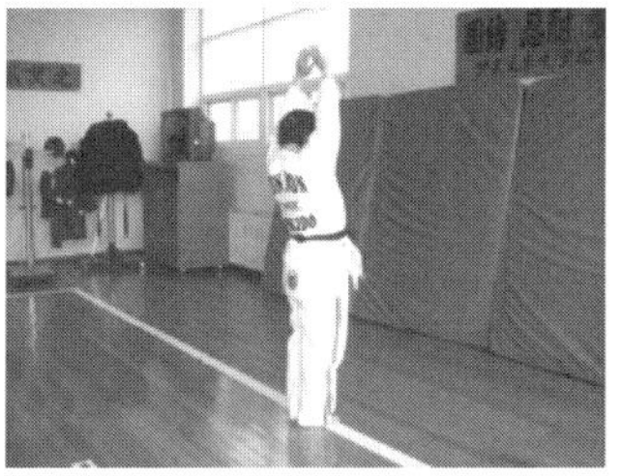

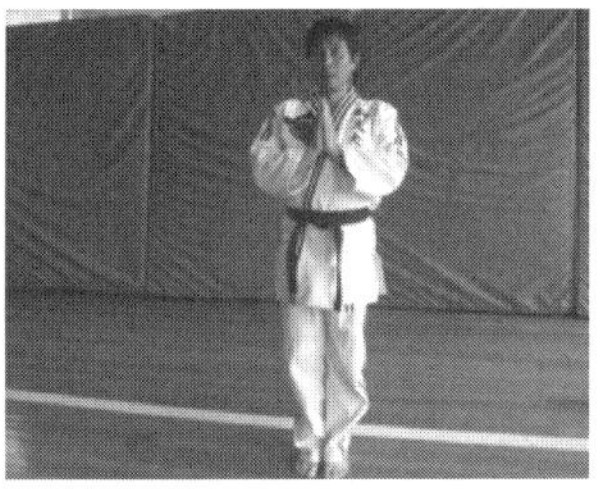

(11) 숨을 내쉬며 우측 발을 어깨 넓이로 벌리고 두 팔을 펴 내린다.

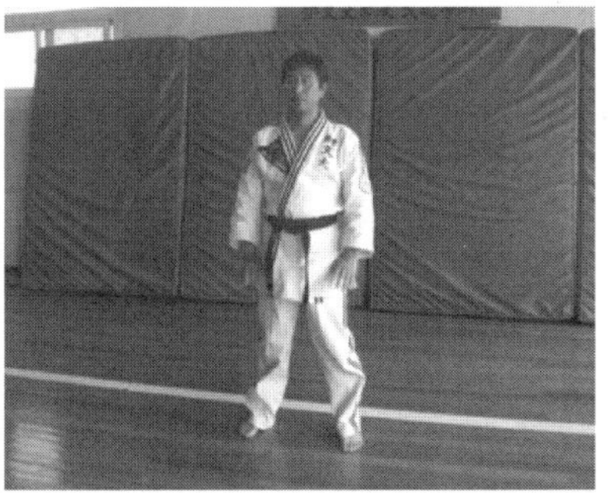

## 2) 횟수 및 동작

(1) 우측부터 시작하여 우측 8회, 좌측 8회 실시한다.
(2) 좌반으로 앉을 때 두 다리를 완전히 꼬아 앉는다.
(3) 땅에 앉았다 일어설 때 팔과 몸 발 및 호흡이 일치하도록 하여 일어서야 한다.

## 3) 효과

(1) 좌반으로 앉으므로 양 다리 근육의 완전한 이완이 이루어진다.
(2) 바닥에 앉았다기 일어나므로 모든 동작의 결정체리 할 수 있다.
(3) 발목의 유연성과 힘이 생긴다.
(4) 무릎관절이 유연해 진다.
(5) 골반이 완전히 이완 된다.
(6) 순간 탄력으로 일어서므로 상체 근육이완에 좋다.
(7) 몸 각 부위 근육에 탄성을 기른다.

## 8. 공궁(空弓)

### 1) 자세 및 동작

(1) 정립 자세로 선다.

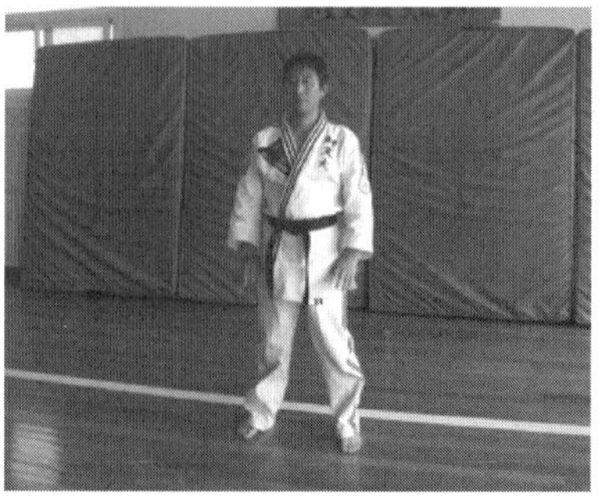

(2) 숨을 들이 마시며 우측 발을 뒤 대각선으로 빼 어깨 넓이로 벌려 상체가 우측 대각선으로 향하도록 하며 양 팔은 주먹을 쥐어 겨드랑이에 올려둔다.

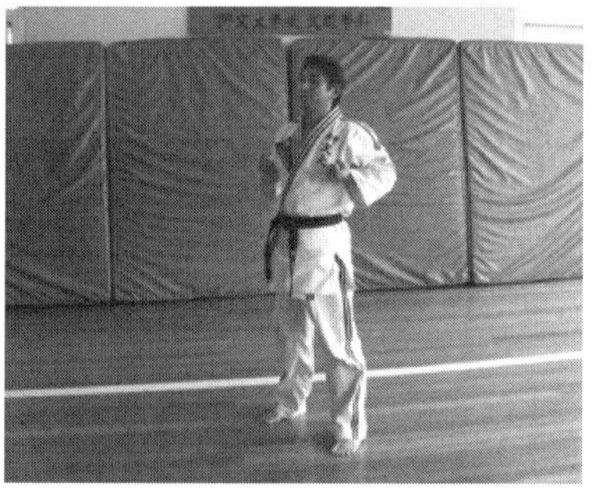

(3) 숨을 내쉬며 좌측 손을 뒤로 돌려 올려 정면으로 내려 어깨선상에 수평으로 둔다.

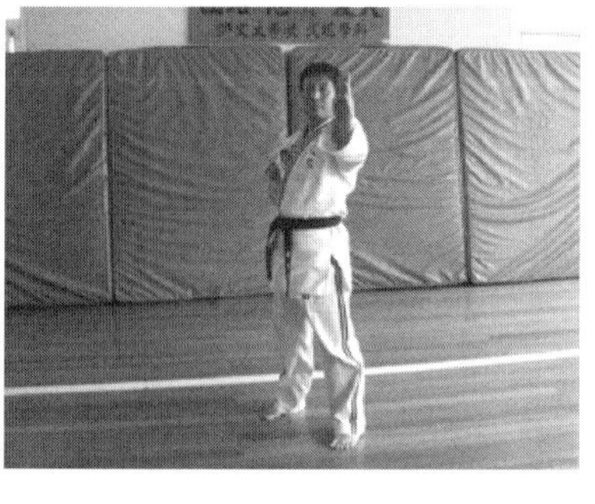

(4) 숨을 들이 마시며 우측 손을 뒤로 돌려 머리 위로 펴 올린다.

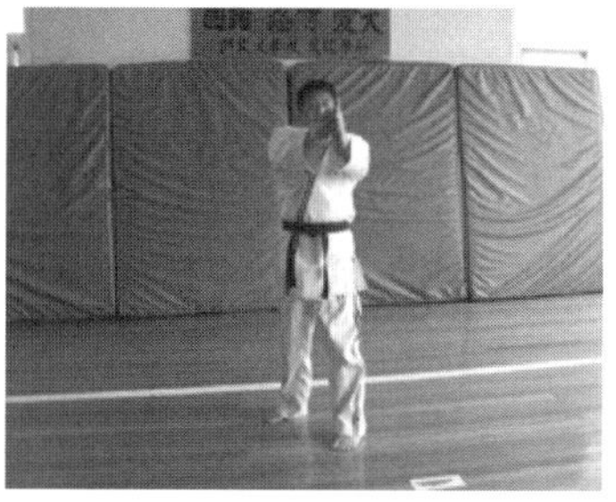

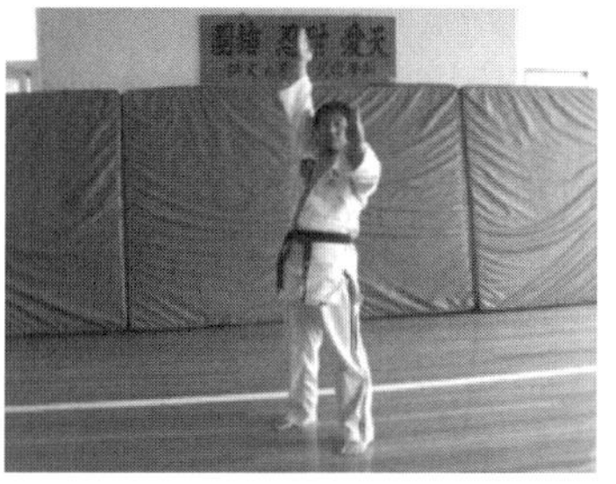

(5) 숨을 내쉬며 허리를 정면으로 틀며 우측 손을 정면으로 내려 좌측 손과 마주한다.

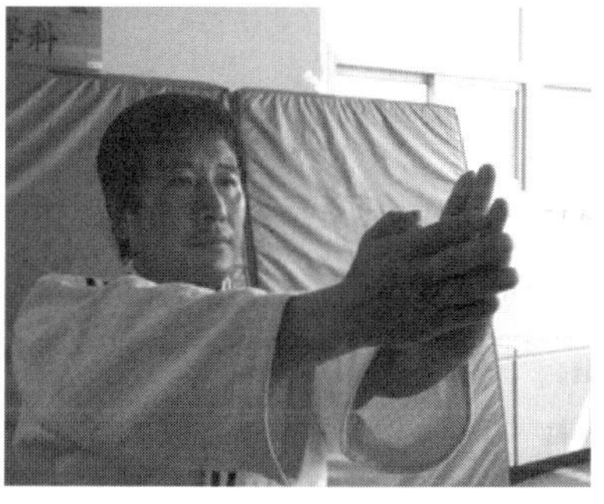

(6) 숨을 들이마시며 좌측 손바닥은 정면을 향하도록 손목을 세우고 우측 손은 활시위를 당기듯 팔꿈치를 접어 당긴다. (7) 호흡과 동작을 5초간 멈춘다.

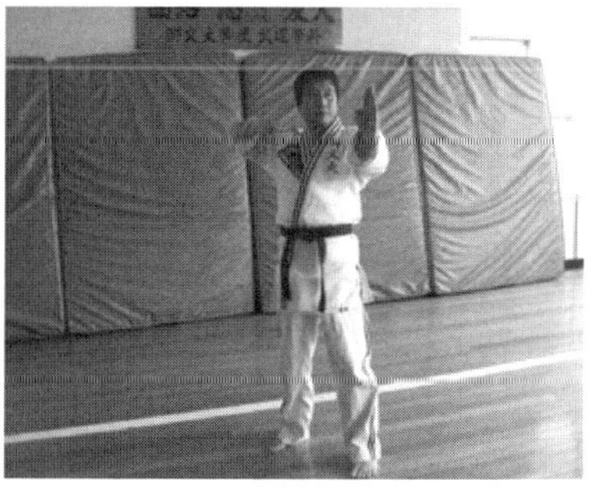

(8) 숨을 내쉬며 우측 손을 뒤로 펴 올리고 두발을 틀어 몸이 정면으로 향하도록 하며 두팔을 내려 몸의 측면에 내려둔다.

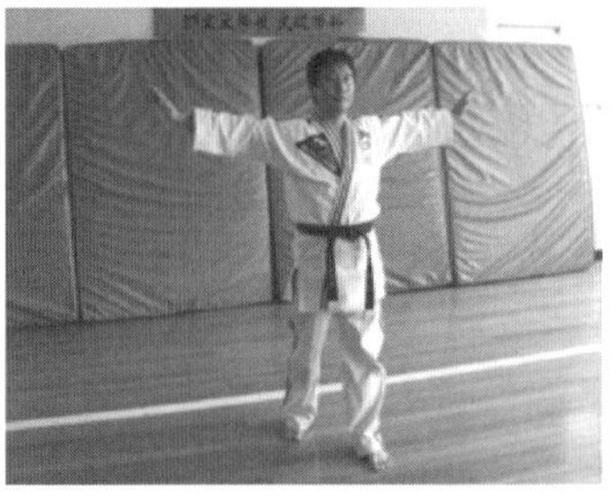 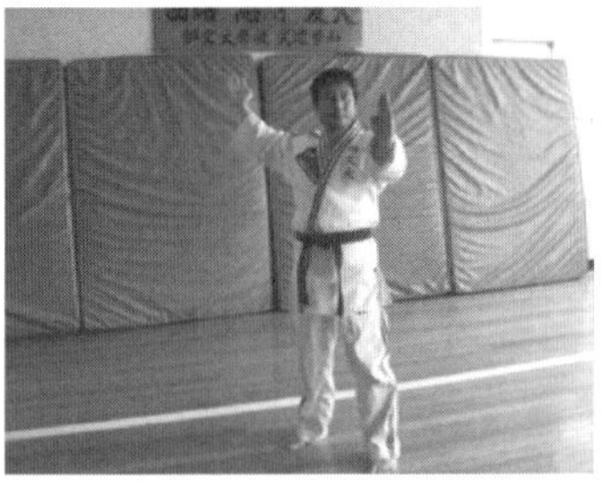

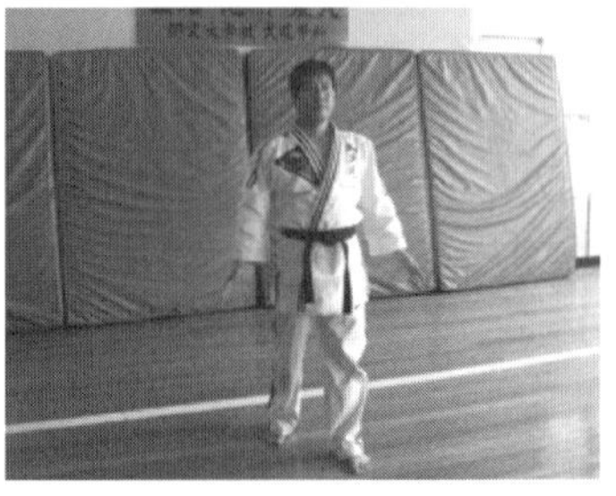

(9) 숨을 들이 마시며 우측 발을 좌측 발에 가져다 붙이고 두 팔은 가슴 앞으로 모아 합장한다.

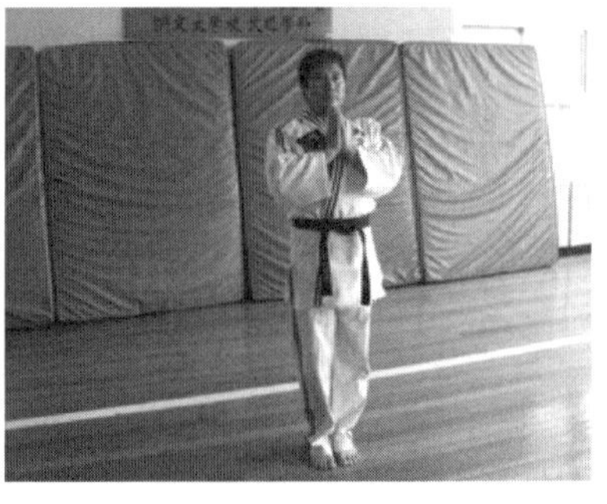

(10) 숨을 내쉬며 우측 발을 어깨 넓이로 벌려 서며 두 팔을 내려 둔다.

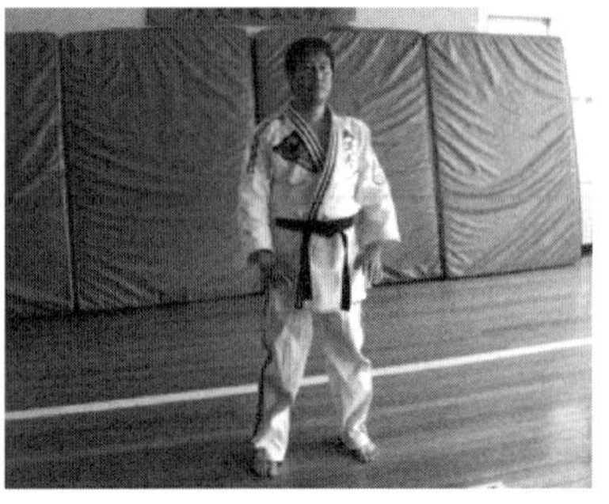

## 2) 횟수 및 동작

(1) 우측부터 시작하며 우측 8회, 좌측 8회 실시한다.

(2) 마지막 단계로 호흡이 고르게 이루어지도록 가볍게 동작을 한다.

(3) 맨 마지막 횟수가 끝나면 숨을 들이 마시며 우측 발을 좌측 발에 붙이며 양손을 가슴앞에 모아 합장하고 숨을 내쉬며 두 손을 펴 내린다.

## 3) 효과

(1) 호흡이 고르게 되고 동작을 부드럽게 해주므로 몸의 편안함을 느끼게 해준다.

(2) 몸과 마음 그리고 호흡의 일치를 이루어 몸에 내재된 힘을 느낄 수 있다.

# Ⅶ. 호흡의 결과

호흡수행은 맑은 정신과 신체의 조율로 의식이 정화가 되므로 인간 본연의 순수함을 갖게 한다. 수양자는 호흡으로 인하여 몸 내부로부터 변화가 일어나 몸 안에서 쌓이는 불순물과 노폐물을 정화하고 몸 밖으로 폐기를 배출하여 맑은 의식과 순수한 영을 닦아 본연의 자리를 갖게 한다. 호흡수행은 사람의 마음을 바꾸게 한다. 편안하고 안정된 호흡은 사욕을 억제하고 스스로 마음의 평온을 유지 하게한다. 우리 몸은 옷을 입듯이 하나 둘 껴입는 형국이다. 사계에 맞게 스스로 조율하는 신체리듬은 더울 때는 옷을 가볍게 하여 체온을 조절하고 추울 때는 옷을 두텁게 하여 외부온도에 상응하는 체온을 유지하고 이러한 것은 계절에 따른 온도 변화가 우리 스스로 맞게끔 환경에 적응 하게 하는 것이다. 호흡을 수행하는 자는 溫, 冷, 寒의 외부온도 변화에 동요하는 것이 적다.

호흡수행은 심신의 조화가 이루어진다.

우리는 스스로 하는 일상의 생활방법에서 건강한 운동요법을 발견한다.

움직이고 걷고 하는 신체운동은 자연스러운 생활에 필요한 운동으로 이미 생활속에 이어진 건신 운동이다. 호흡수행은 몸 안에서 쌓이는 노폐물을 밖으로 유출시키기 때문에 맑고 건강한 육신을 갖게 한다. 탁한 기운을 유출하고 맑고 새로운 기운을 들여와 심신을 조율하고 땀으로 배출하는 폐기와 탁한 기운은 신체를 정화하여 인간의 순수성을 갖게 한다. 그러므로 호흡수행은 우리 인간에 있어 가장 중요한 공부라 할 수 있다.

▶ 초능력자들의 실험

디스커버리에 나온 세계의 서번트 들의 능력을 실험하기 위하여 세계 곳곳에서 그들을 실험 한 방송이 방영이 되었다. 윔 호프는 맨몸과 맨발로 영하 18도의 눈밭을 1시간 45분 동안 22킬로미터의 하프 마라톤을 완주한 최초의 인간이었다. 이 사람의 능력은 추운 환경에서 인간의 한계를 늘리려는 노력이었다.

독일의 인간 계산기로 불리는 루디거감은 소수점까지 계산해내는 계산의 천재이다. 스위스의 엘리자베스는 음에서 음색에 따라 칼라가 보이는 능력을 보이는 공감각자이다. 터키의 맹인화가 에스페르 아르마간은 600년 전의 브르넬레스키의 원근법을 재연한 장님화가이다. 이 사람은 매우 뛰어난 인지능력의 공감각 자이다. 이런 초능력자들의 공감각을 실험을 통하여 인간의 한계를 늘리려는 노력은 지금 이 시간에도 전 세계에서 실행되고 있다. 특히 윔호프의 추운 환경에서 스스로 내부로부터 열을 발산하여 신체 내부온도를 올리는 것은 인간의식의 집중으로도 가능하다는 것을 알게 된 것이다.

티베트의 고승들은 추운 겨울에 맨몸으로 젖은 하얀 천을 두르고 산에 올라가 하룻밤을 지새우고 다음날 하산하는 투모라는 수련의식을 한다. 이렇듯이 인간은 스스로 내부 온도를 끌어 올리고 내릴 수 있는 능력이 있다. 지금 인류는 유전공학의 발달로 게놈의 정점인 공감각을 찾으려는 연구가 지속되고 있다. 氣를 수련하는 자들도 위와 같이 끊임없는 수련으로 인하여 내부 스스로 활성화되는 氣와 세포는 氣의 생성으로 인하여 스스로도 찾지 못한 무한한 잠재의식을 찾게 될 수도 있다. 기가 신체 내부에서 생성되고 스스로 활성화되면 신체가 지니고 있던 병마와 폐기를 진화로 태울 수가 있어 스스로 치유하는 능력을 배양 할 수 있다.

▶ 땀을 흘려라.

땀은 우리에게 중요한 요소다. 즉 폐기를 뜻하며, 이 땀은 몸 안에 있던 탁한 기운이 땀으로 배출되어 심신의 균형을 조율한다. 그러므로 땀을 흘리는 것은 몸이 건강하다는 것이다. 하지만 평상시에 활동을 안 하여도 땀이 많이 나는 경우와 전혀 자신의 신체부위에서는 땀이 배출되지 않는다는 것은 이미 신체에 문제점을 갖고 있는 것이다. 필자는 땀으로 인한 고통을 겪는 사람들을 많이 만나봤다. 혹은 자신의 몸에 이미 문제점을 갖고 있던 사람들도 만나봤으나, 실제적으로 이러한 체질을 갖고 있는 사람들은 스스로의 문제를 안고 있었다. 어떤 사람은 하루의 수분 섭취량이 부족하여 스스로 몸에 채독이 쌓이는 상태를 전혀 모르고 일상의 생활을 하고 있다. 이러한 사람은 물의 섭취량을 음식이나 반찬 등에서 적은 수분을 섭취하기 때문에 스스로 몸에 채독이 쌓이는 것을 모르고 있는 것이다.

채독이 쌓인 사람의 땀은 매우 짜다. 몸 속의 염분이 땀구멍을 통하여 밖으로 유출되면 그 맛은 매우 짜다는 것을 느낄 수 있으며 이런 사람은 스스로 신체의 리듬에 저항력이 떨어지게 된다. 그러므로 하루 물의 섭취량을 충분히 먹어주어 신진대사를 원활하게 하면 땀이 맑아진다. 또한 신체가 너무 허약하여 자신은 전혀 몸에서 땀이 안 난다는 사람에게 호흡을 시켜본 결과 처음에는 몸에서 끈적끈적한 엿 같은 성분의 역겨운 땀이 묻어났다. 며칠 동안 꾸준히 호흡을 시키며 관찰을 한 결과 땀의 형태가 송글송글 나오는 듯하더니 나중에는 땀이 줄줄 흘러내리는 것을 목격하였다. 이후 이 호흡수행자는 심신이 맑아지고 허약하였던 몸이 기력이 회복되어 일상의 생활을 함에 있어서 매우 만족한 삶을 살고 있다. 일본에 사는 안 아무개는 45년 동안 한번도 목을 제대로 꼿꼿이 펴고 살지 못하였다. 어려서부터 목이 앞으로 숙여져 있어 불편한 생활을 하였다. 얼마 전 소개로 한국에 와서 필자를 만나 한 달에 일주일씩 3달 동안 한국을 오가며 호흡 수련에 정진하였다. 또한 그는 다른 일본인을 동행하여 함께 이곳에서 호흡수행을 하였다. 필자의 지도를 받으며 호흡수행을 하여 자신의 신체가 변화되는 모습에 매우 만족하였다. 안 아무개는 두 번째 호흡수행에서 그동안 앞으로 숙여져 있던 목이 90도의 정 바른 자세로 변화가 되어 수행자 자신도 반신반의 하며 만족해하는 것을 보았다.

또한 호흡수행자 중의 한 사람은 5년 동안 성기능장애가 있었다. 처음 호흡수행을 하기 전 그로부터 말을 듣고 반신반의 하였으나 호흡수행을 하고 나서 다시 기력을 회복하여 사회생활에 만족한 삶을 살고 있다.

바닷가의 어느 곳에 사는 여성은 얼굴에 동상이 있어 매년 고생을 하였다. 그는 또한 교통사고로 인하여 무릎에 부종이 생겼고 실제로 보니 많이 부어오른 상태였다. 평상시 심신이 허약하여 집안 생활만 하던 그는 필자를 찾아와 호흡수행을 하였고, 얼마 후 얼굴의 동상이 나아졌으며, 무릎의 부종도 가라앉게 되었다. 즉 무릎에서 땀을 배출시켜 부기를 가라앉혔다. 그 후 건강을 되찾아 산사를 자주 찾으며 생활에 리듬을 찾았다.

땀으로 신체감량이 된다. 부은 듯한 사람의 몸이 꾸준히 두 달 동안 호흡수행을 한 결과 몸이 바르게 균형이 잡혔으며, 건강한 몸을 갖게 됐다. 짧은 시간에 땀으로 체중감량을 한 사람은 많다. 이렇듯이 땀만 잘 흘려도 체중감량과 건강한 몸을 만드는 데는 조그만 노력만 하여도 충분히 갖출 수 있는 건강법이다.

이와 같이 호흡수양을 하게 되면 신체 내부로부터 스스로 진화를 발산하여 폐기를 유출하고, 신체를 정화한다. 끊임없이 땀으로 배출되는 폐기는 몸을 정화하고 신체의 균형을 이루며 탁한 기운을 몰아내, 밝고 맑은 기운으로 돌아오게 하여 기의 활성화로 인한 순수한 마음으로 돌아가게 하는 것을 알 수 있다. 순수한 의식으로 인하여 맑고 지순한 의식으로 깨끗해지는 것을 느낄 수 있다. 이렇듯이 인류가 가장 소중히 하여야 할 정수는 바로 호흡인 것이다.

이 외에도 많은 어려운 자들이 호흡 수행을 통하여 치유를 하였다.

호흡이란 인류가 가장 소중히 여겨야 할 숨결이며, 생명인 것이다. 호흡만 바르게 하여도 스스로 치유할 수 있는 능력을 우리 인간은 이미 갖고 있는 것이다.

자연호흡과 호흡수양을 하여 맑고 바른 육체와 정신을 가진다면 이사회 나아가 인류문화를 위한 커다란 초석이 될 것이다.

# Ⅷ. 용어해석(用語解釋)

원기(元氣)삼절이란, 정(精), 기(氣), 신(神)이다.

정(精)은 분자체에 가까운 미세한 근본적인 에너지가 원정(元精)이며, 이슬에 비추이어 빛을 발 하는 것이 기(氣)이며, 완전한 이슬로 형성된 것이 신(神)이다. 즉 신(神)과 기(氣)와 정(精)이 하나이며, 이중 어느 하나라도 부족하면 생명이 없는 것과 같은 것이다.

정(精)은 선천적(先天的)으로 갖고 태어나는 선천기(先天氣)와 후천기(後天氣)로 나눈다. 선천기(先天氣)는 부모로부터 태어날 때 갖고 태어나는 기(氣)를 말함이며, 후천기(後天氣)는 음식물과 호흡(呼吸)을 통(通)하여 정(精)을 흡수하는 것을 말한다. 기(氣)는 혈류(血流)의 흐름이며 진원(眞元)의 흐름이다. 즉 진원(眞元)의 진기(眞氣)가 경락(經絡)을 따라 끊임없이 움직이고 변화 하려는 파동(波動)의 성질을 가지고 있다.

신(神)은 형성되어 있는 형상(形象)이며, 의식(意識), 마음, 정신(精神) 등을 말하는 것이다. 신(神)은 생명활동(生命活動)의 주관자(主管者)로 보아야 한다.

원기(元氣)삼절이란 정(精)과 기(氣)와 신(神)이 합일하여 영(靈)을 깨닫는 것을 말함이다.

또한 수(數) 일(一)에는『道生一』이라 하여 도(道)는 하나를 낳고, (一生二)하나는 둘을 낳고, (二生三)둘은 셋을 낳고, (三生萬物)셋은 만물(萬物)을 낳고, 만물(萬物)은 음양(陰陽)을 화합하여 조화(造化)를 생성 한다.

도가명상수행파의 호흡에 관련된 용어를 정리하면 다음과 같다.

수승화강(水升火降): 물(水)의 기운은 위에 오르는 것이고. 화(火)의 기운은 아래에 있는 것을 뜻한다.

묵좌등심(默坐澄心): 目. 耳. 鼻 폐하고 집중을 하여 맑은 지심을 갖는다는 의미이다.

경락(經絡): 인체 내의 원기(元氣)가 순환하는 노선(路線)이다.

경혈(經穴): 인체의 혈(穴)자리이다.

지문(地門): 기(氣)가 들어오고 나가는 자리이다.

내단(內丹): 몸 안에 기(氣)를 축적하여 단(丹)을 이루는 것을 말한다.

진화(眞火): 몸 안에서 내부의 열(熱)을 일으키는 것을 말한다.

세수(洗手): 기(氣)를 운용하여 신체내외(身體內外)를 씻어내는 방법을 말한다.

탕세(湯洗): 물을 끓여 신체(身體)의 씻어냄을 말한다.

진원(眞元): 선천적(先天的)으로 갖고 태어나는 원기(元氣)를 말한다.

풀무: 바람을 불어 넣듯이 숨결을 불어 넣는 것을 의미한다.

토납(吐納): 낡은 것을 내보내고, 새로운 것을 들인다는 것(吐古納新)을 말한다.

옥화로(玉火爐): 불을 지피는 화로(火爐).

화타(華陀): 후한말(後漢末) 위(魏)나라 초기의 명의.

포박자(抱朴子): 진(秦)나라 갈홍(葛洪)으로 별명은 稚川,그의 저서이고 또한 포박 자(抱朴子)라 하였다.

입정(入靜): 묵좌(默坐)하여 의념(意念)을 집중시켜 마음의 안정상태로 들어가는 방법.

내공(內功): 몸 안을 세수(洗修)하고 내기(內氣)를 쌓으며, 신체(身體)를 세수(洗修)와 탕세(湯洗)를 통하여 근력을 단련시킴을 말한다.

성명(性命): 정신(精神)과 생명(肉體)을 말한다.

내경도(內經圖): 인체의 장부(藏府)를 천문· 지리 등에 비추어 묘사한 도형으로 비의법(比擬法)이라 한다.

삼초(三焦): 전신의 원기(元氣)를 주관하는 곳을 의미한다. 삼초(三焦)는 전중(양 젖꼭지 사이), 중촌은 배꼽 위에서 위로 약 4촌이 되는 곳, 하초(下焦)는 배꼽 아래 1촌 되는 곳을 말한다. 삼초(三焦)는 전신의 기(氣)를 다스리고 수액(髓液)을 다스리는 곳이다.

인체에는 도처에 경락(經絡)과 기(氣)가 있다. 경락(經絡)의 경로 상에 기(氣)가 모이는 곳을 경혈(經穴), 또는 혈(穴)이라고 하며, 유(兪)라고도 한다. 각각의 혈(穴)자리는 모두 일정한 장부와 밀접한 관계가 있고, 또 일정한 경락(經絡)속에 속해있다. 인체 내에는 육장육부가 있다. 장은 심장, 심표락(心包絡). 간장, 비장, 폐장, 신장이고. 부는 담, 위, 대장, 소장, 방광, 그리고 삼초(三焦)이다.

기경팔맥(奇經八脈)은 임맥(任脈), 독맥(督脈), 충맥(衝脈), 대맥(大脈), 음교, 양교, 음유. 양유 등이다. 이 여덟 개의 경맥(經脈)은 기경(奇經)이라 하기 때문에 기경팔맥(奇經八脈)

이라 한다. 십이경락과 기경팔맥의 경로에는 약 700여개의 혈(穴)이 있으며, 만약 이들 경맥(經脈)속의 기(氣)운행이 저해되면 병에 걸리게 된다. 단전(丹田)은 일반적으로 알려진 바와 같이 인간의 생명을 형성하는 단(丹)이 만들어 지는 밭을 말한다.

단(丹)을 나타내는 호칭으로는 단약(丹藥), 감로(甘露), 진기(眞氣), 원기(元氣), 내단(內丹), 명주(明珠), 금단(金丹)등 외에도 30여종이나 된다.

다음은 도가명상수행파의 호흡법과 관련된 인체의 경락에 관련된 용어를 정리하면 다음과 같다.

의수(意守)와 의념(意念): 의(意)는 의식(意識), 의념(意念), 정신(精神) 또는 주의력을 말하며, 수(守)는 체내 또는 체외(體外)의 어떠한 곳에 집중하는 것을 말한다. 의수(意守)를 수행함으로써 수마(睡魔)와 잡념에 시달리지 않고 집중상태로 입정(入靜)하기가 좋다.

상단전(上丹田): 양 미간 사이에 있는 인당혈을 말한다.

중단전(中丹田): 배꼽과 배꼽의 주위를 말한다. 중단전은 태아(胎兒)의 경우 모체(母體)와 직접적으로 이어지는 곳이다. 선조(先祖)들은 중단전을 인간의 생명을 형성하는 근본(根本)으로 여겼으며, 이곳에 기(氣)가 집중하여 생명을 영위하는 곳으로 매우 중시하였다. 불사불로(不死不老)의 약을 만드는 곳으로 간주하였다.

하단전(下丹田): 일반적으로 관원혈(關元穴)을 가리킨다. 어느 유파(流派)에서는 용천혈(湧泉穴)을 말하기도 하고, 회음혈(會陰穴)을 가리키기도 한다.

소주천(小周天): 임맥(任脈)과 독맥(督脈)을 따라 일주를 시키는 것을 말한다.

대주천(大周天): 신체(身體)의 모든 경락을 따라 순환 시키는 것을 말한다.

십이경락(十二經脈): 手太陰肺經(수태음폐경)에서부터 足厥陰肝經(족궐음간경)까지를 말한다.

# 부 록

## 1. 수태음폐경(手太陰肺經)

1. 중부中府 2. 운문雲門 3. 천부天府 4 협백俠白 5. 척택尺澤 6. 공최孔最 7. 열결列缺 8. 경거經渠 9 태연太淵 10. 어제魚際 11. 소상少商까지이다. 좌측 심장 윗부분에서부터 왼손 소상까지이다.

## 2. 수양명대장경(手陽明大腸經)

1. 상양商陽 2. 이간二間 3. 삼간三間 4. 합곡合谷 5. 양계陽谿 6. 편력遍歷 7. 온류溫溜 8. 하렴下簾 9. 상렴上簾 10. 수삼리手三里 11. 곡지曲池. 12. 주료 13. 수오리手五里 14. 비노 15. 견우 16. 거골巨骨 17. 천정天鼎 18. 부돌扶突 19. 화료 20. 영향迎香까지이다. 오른쪽 손끝에서 오른쪽 눈 밑까지이다.

## 3. 족양명위경(足陽明胃經)

1. 승읍承泣 2. 사백四白 3. 거료 4. 지창地倉 5. 대영大迎 6. 협거頰車 7.하관下關 8. 두유頭維 9. 인영人迎 10. 수돌水突 11. 기사氣舍 12. 결분缺盆 13. 기호氣戶 14. 고방庫房 15. 옥예 16. 응창應唱 17. 유중乳中 18. 유근乳槿 19. 불용不容 20. 승만承滿 21. 양문梁門 22. 관문關門 23. 태을太乙 24. 활육문滑肉門 25. 천추天樞 26. 외릉外陵 27. 대거大巨 28. 수도水道 29. 귀래歸來 30. 기충氣衝 31. 비관 32. 복토伏兎 33. 음시陰市 34. 양구梁丘 35. 독비犢鼻 36. 족삼리足三里 37. 상거허上巨虛 38 조구條口 39. 하거허下巨虛 40. 풍륭豊隆 41. 해계解谿 42. 충양衝陽 43. 함곡陷谷 44. 내정內庭 45. 여태까지이다. 오른쪽 눈 끝 밑부터 오른발 여태까지이다.

## 4. 족태음비경(足太陰脾經)

1. 은백隱白 2. 대도大都 3. 태백太白 4. 공손公孫 5. 상구商丘 6. 삼음교 三陰交. 7. 漏谷 8. 지기地機 9. 음릉천陰陵泉 10. 혈해血海. 11. 기문箕門 12. 충문衝門 13. 부사府舍 14. 복

결腹結 15. 대횡大橫 16. 복애腹哀 17. 식두食竇 18. 천계天谿 19. 흉향胸鄕 20. 주영周榮 21. 대포大包까지이다. 왼발 엄지발가락 등에서부터 왼쪽허리부분의 대포까지이다.

## 5. 수소음심경(手少陰心經)

1. 극천極泉 2. 청령靑靈 3. 소해少海 4. 영도靈道 5. 통리通里 6. 음극 7. 신문神門. 8. 소부 少府 9. 소충少衝까지이다. 왼손 손목 안쪽 소충에서 왼쪽 어깨 안쪽 극천까지이다

## 6. 수태양소장경(手太陽小腸經)

1. 소택 少澤. 2 전곡 前谷. 3 후계 後谿. 4 완골 腕骨 .5 양곡 陽谷. 6 양로 養老.7 지정支正. 8 소해 小海. 9 견정 肩貞. 10 노수 ?兪. 11 천종 天宗. 12 병풍 秉風. 13 곡원 曲垣. 14 견외수 肩外兪 15 견중수 肩中兪. 16 천창 天窓 17 천용 天容. 18 관료 觀료. 19 청궁 聽宮까지이다. 왼쪽 손 식지 소택부터 왼쪽 귀 앞부분 청궁까지이다.

## 7. 족태양방광경(足太陽膀胱經)

1. 정명睛明 2.찬죽 3.미충眉衝 4.곡차 曲差 5.오처五處. 6.승광承光. 7.통천通天 8. 낙각絡却 9. 옥침玉枕 10. 천주天柱. 11. 대저 12. 풍문風門. 13. 폐수肺兪 14. 궐음수厥陰兪. 15. 심수心兪 16. 독수督兪 17. 격수膈兪 18. 간수肝兪 19. 담수膽兪 20. 비수脾兪 21. 위수胃兪 22. 신수腎兪. 23. 삼초수三焦兪 24. 기해수氣海兪 25. 대장수大腸兪 26. 관원수關元兪 27. 소장수小腸)兪 28. 방광수膀胱兪 29. 중려수 30. 백환수 白環兪. 31. 상료 32. 차료 33. 중료 34. 하료 35. 회양會陽 36. 부분附分 37. 백호魄戶 38. 고황 39. 신당神堂. 40. 의희 41. 격문 42. 혼문魂門 43. 양강陽綱 44. 의사意舍 45. 위창胃倉 46. 황문 47. 지실志室. 48. 포황 49. 질변秩邊 50. 승부承扶 51. 은문殷門 52. 부극 53. 위양委陽. 54. 위중委中 55. 합양合陽 56. 승근承筋 57. 승산承山 58. 비양飛揚 59. 부양 60. 곤륜崑崙 61. 복삼僕參 62. 신맥申脈 63. 금문金門 64. 경골京骨 65. 속골束骨 66. 족통곡足通谷. 67. 지음至陰까지 이다.

왼쪽 중앙 측면부분부터 왼쪽다리 새끼발가락 부분의 마디 까지이다.

## 8. 족소음신경(足少陰腎經)

1. 용천湧泉 2. 연곡然谷 3. 태계太谿. 4. 대종大鐘 5. 수천水泉. 6 조해照海 7. 부류復溜. 8 교신交信. 9 축빈築賓 10. 음곡陰谷 11. 횡골橫骨 12. 대혁大赫 13. 기혈氣穴. 14. 사만四滿. 15. 중주中注. 16. 황수 17. 상곡商曲 18. 석관石關 19. 음도陰都 20. 복통곡腹痛谷 21. 유문幽門 22. 보랑步廊 23. 신봉神封 24. 영허靈墟 25. 신장神藏 26. 욱중彧中 27. 수부兪府 등이다. 발바닥 용천 혈부터 가슴 앞 흉골 수부까지이다.

## 9. 수궐음심초경(手厥 陰心包經)

1 천지天池. 2. 천천天泉 3. 곡택曲澤 4. 극문 5. 간사間使 6. 내관內關 7. 대릉大陵 8 노궁勞宮 9. 중층中衝 등이다. 오른쪽 가슴 윗부분부터 오른쪽 중지 끝 부분까지다.

## 10. 수소양삼초경

1. 관충關衝 2. 液門 3. 中渚 4. 陽池 5. 外關 6. 支溝 7. 회종會宗 8. 三陽絡 9. 四瀆 10. 天井 11. 淸冷淵 12 消?. 13. 노회 14. 견료 15. 천료 16. 天유 17. 예풍 18. 계脈 19. 노식 20. 角孫 21. 이문耳門 22. 和? 23. 絲竹空 등이다. 오른손 약지마디에서 오른쪽 이마 옆 사죽공 까지다.

## 11. 족소양담경(足少陽膽經)

1. 동자료 2. 청회聽會 3. 상관上關 4. 함염 5. 현로 6. 현리懸釐 7. 곡빈 8. 솔곡率谷. 9 천충天衝 10. 부백浮白 11. 두규음頭竅陰. 12. 완골完骨 13. 本神 14. 陽白 15. 두임읍頭臨泣 16. 목창目窓 17. 정영正營 18. 승령承靈 19. 뇌공腦空 20. 풍지風池 21. 견정肩井 22. 연액淵液 23. 첩근輒筋 24. 일월日月 25. 경문京門 26. 대맥帶脈 27 오추五樞 28. 유도 維道 29. 거료 30. 환도 環跳 31. 풍시風市 32 중독中瀆. 33. 양관陽關 34. 양릉천陽陵泉 35 양교陽交 36. 외구外丘 37. 광명光明 38 양보陽輔 39. 현종 懸鍾 40. 구허丘墟 41. 족임읍足臨泣 42. 지오회地五會 43. 협계俠谿 44. 족규음足竅陰 등이다. 왼쪽 눈끝 동자료부터 족규음까지

이다.

## 12. 족궐음간경(足厥陰肝經)

1. 대돈大敦 2. 행간行間 3. 태충太衝 4. 중봉中封 5. 여구 6. 중도中都 7. 슬관膝關 8. 곡천曲泉 9. 음포陰包 10. 족오리足五里 11. 음렴陰廉 12. 급맥急脈 13. 장문章門 14. 箕門 등이다. 오른발 엄지발가락 끝 마디에서 오른쪽 젖가슴 밑 기문까지이다

## 13. 장부도(臟腑圖)

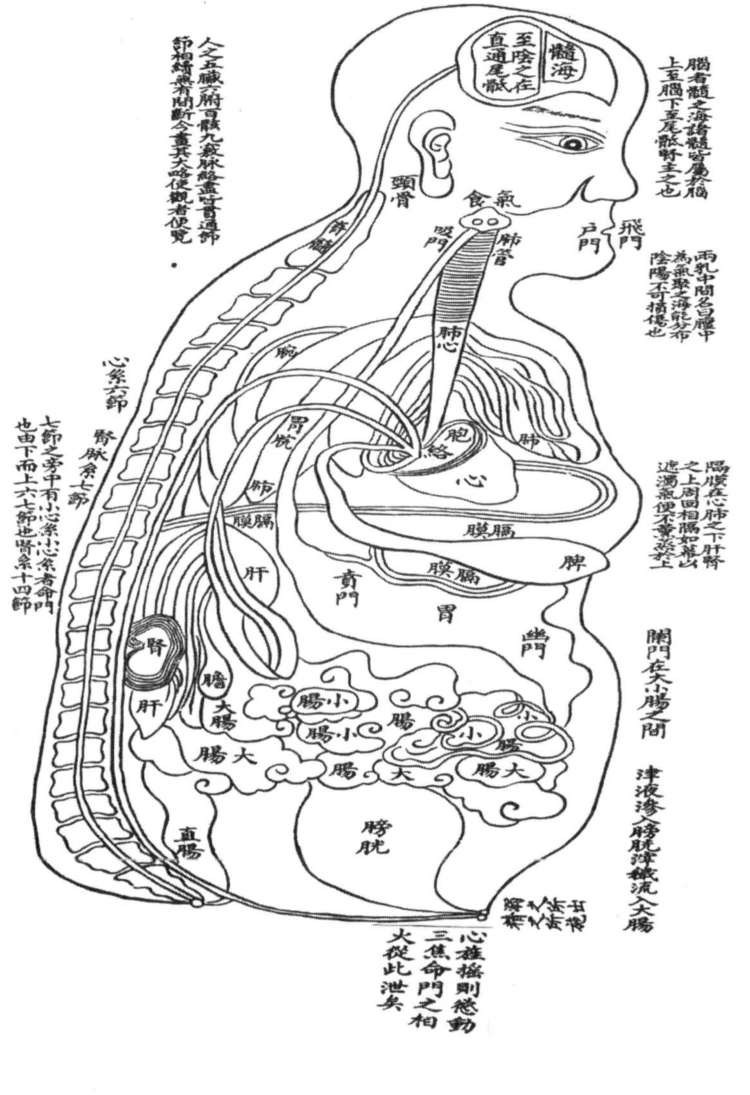

# Ⅰ. 道家 冥想 修行派 - 修行篇

## 1. 개 요

현대인들은 많은 일과 업무로 인하여 매 순간 스트레스가 쌓아가며 살아가고 있다고 해도 과언이 아니다.

과다한 업무의 중압감에서 비롯된 스트레스를 해소하기 위한 운동요법은 이미 사회에 널리 퍼져있다. 현대인들이 겪어야 하는 일상의 정신적인 압박감에서 야기된 스트레스가 몸 안에 쌓이게 되면 많은 부작용을 가져 올 수 있다.

특히 스트레스로 인한 자기통제 불능상태에 빠져 감정을 자제하지 못하고 사회를 향해 분노를 표출하고 있는데, 이것이 커다란 사회 문제로 대두되는 것을 각종 매스컴을 통하여 알 수 있다.

이러한 스트레스를 풀어주는 방법으로 제시되는 것이 바로 운동요법, 명상(冥想) 그리고 호흡이다. 이러한 수련을 통하여 자기의식(自己意識)의 내면적인 자율신경을 다스려나가 스스로의 정신적인 압박감에서 벗어나고자 하는 사람들이 많이 늘어나고 있다. 이에 따라 오늘날 대학가의 대체의학 바람이나 일반도시에 확산되고 있는 명상 센터, 혹은 시민선방(禪房)들이 늘어나고 있는 추세이며, 또한 미래사회에서의 우리 인간의 일상 탈출구가 바로 이곳에 있다고 해도 과언이 아니다.

도가명상수행파(道家冥想修行派)는 이미 예로부터 많은 이들이 자기성찰이나 마음 밖에서 일어나는 과중한 업무와 일종의 정신적인 스트레스 같은 압박감에서 벗어나기 위해서 일상의 생활에서 많이 접목 하였던 것이다.

우리나라에서도 전통적으로 향(香)을 소재로 하여 마음을 안정시키는 전통수련법이 전승되고 실생활에 활용이 되었나. 예를 들어 침향(枕香)을 소재로 한 베개나, 집안에 향을 피워 잡귀를 내쫓거나 하는 의식과 같은 방법이 있었다.

또한 여성이나 선비들이 몸에 향낭(香囊)을 차고 다녀 좋은 향과 맑은 정신을 갖기를 바랐던 것을 알 수 있다.

이와 같이 우리 선조들은 사찰(寺刹)이나 도관(道館), 혹은 궁중(宮中)에서 향을 이용하여 심신의 건강을 돌보았으며, 맑은 향의 기운이 심신을 안정시키며 깊게는 의식과 몸을 일치화(一致化) 시키는 하나의 집중력을 위한 도구로도 사용된 것을 알 수 있다.

이에 저자는 문중에서 고대로부터 오랫동안 비밀리에 오직 극소수의 적전제자들에게만 전해져 내려오던 도가밀종(道家 密宗)의 오묘하고 비밀스러운 공부를 전 인류의 행복을 위하여 널리 알리고자 도가명상수행파(道家冥想修行派)라고 개칭하고 이를 보급하고자 한다.

## 2. 도가명상수행파(道家冥想修行派)의 수련체계(修鍊體系)

1. 道家冥想修行派의 입문(入門) 절차는 첫 번째로 호흡(呼吸)과 체조(體操)를 익힌다.
2. 도인법(導引法)과 명상(冥想)을 익히며 실내수련(室內修鍊)과 산천수련(山川修練)을 익혀 나간다.
3. 도가밀종(道家密宗)비밀리에 전수된 의식공부, 즉 의식(意識)인 자기 성(性)의 본질적 본찰(本察)을 위한 수련을 한다.
4. 남자의 성(性)과 여자의 성(性), 자기본찰(自記本察)을 익힌다.(유연체조를 통하여 이완법(弛緩法)을 익힌다.)
5. 신체(身體) 이완법과 결합법(結合法)을 익힌다.

## 3. 호흡(呼吸)

호흡은 들이 마시는 숨과 내쉬는 숨으로 구성되어 있다. 특히 들이 마시는 호흡은 살아있는 맑은 기운(氣運)이며 생기(生氣)라고 할 수 있다. 즉 밝고 맑아 청량한 기운을 느낄 수 있는  살아있는 기운이다. 우리 인간은 들이 마시는 호흡과 내쉬는 호흡으로 에너지를 얻는다. 특히 호흡은 몸 안의 폐기(廢氣)를 태양혈(太陽穴)과 명문혈(命門穴)을 통해 폐기(廢氣)와 땀의 형태로 체외로 배출하기 때문에, 몸 안의 기운이 정화(淨化)되고 심신(心身)의 맑은 조화로움을 갖게 한다.

정신(精神)과 육체(肉體)가 어느 하나에 집중되는 순간, 그 힘이 곧 에너지로 변화하여 체내에서 기운(氣運)이라는 느낌으로 휘감아 도는 것을 느낄 수 있으며, 집중된 의식(意識)은 몸을 하나로 통제(統制)하거나, 반대로 느슨하게 풀어 여는 작용을 하기 때문에, 그 호흡의 의식은 살아 있는 기운(氣運)이라고 할 수 있다.

호흡의 기운은 더운 기운과 찬 기운 등이 있는데, 이것의 정점(頂點)은 몸에서 의식이 집중이 되었을 때 호흡이 들어오고 나가고 이지러지는 곳을 의미한다. 그곳은 화(火)의 기운이 집중되는 곳이므로 몸의 모공(毛孔)을 활짝 열고 닫는 자연적인 순환(循環)의 문(門)이다.

사람의 몸 안에서 세 개의 단전(丹田)과 일곱 개의 자리를 여는 전통적인 공부(工夫)가 있다. 이곳을 우리가 바로 알고 닦아 나가야하며, 이것이 도가명상수행파(道家冥想修行派)수련의 뿌리라고 할 수 있다.

호흡을 통한 생(生)의 기운은 이미 들어오면서 변화하는 것이니 만큼 신중한 자세가 필요하다. 특히 수련자는 차가운 기운이 도는 곳, 냉(冷)한 곳, 습(濕)한 곳, 음습(陰濕)한 곳과 같은 장소를 가급적 피하여야 한다.

특히 호흡수련의 경우에는 치명적인 상해를 가져올 우려가 있기 때문에 반드시 차가운 기원이 도는 곳, 음습한 곳, 냉한 곳과 같은 장소는 피해야 한다. 인간의 몸이란 차가운 기운이 신체 안으로 침입하게 되면 스스로 닫히고, 스스로 굳어지게 되므로 냉기(冷氣)의 기운은 반드시 피해야 한다. 더운 기운이 몸에 들어오게 되면 그 기운은 자연스럽게 신체와 화(和)하여 모공(毛孔)을 열고 폐기를 내 보낸다. 그러므로 수행자는 필히 차가운 곳을 피하여 수련을 하여야 한다.

특히 호흡공부에는 여성이 해야 할 공부(工夫)와 남성이 해야 할 공부, 즉 남녀노소(男女老少)의 수행법이 다르게 되어있다. 그러므로 그 또한 함부로 행(行) 하여서는 안된다.

인체에 있어서 단전(丹田)은 배꼽밑의 하단전(下丹田), 명치위 중단전(中丹田),양 눈썹 사이의 상단전(上丹田)이 있고, 일곱 개의 근본적인 뿌리는 자기본연(自記本然)의 중심에 다다를 수 있는 수련의 자리다.호흡도 마찬가지로 인간이 본능적으로 행하는 하나의 행위(行爲)이다. 우리가 호흡하는 것은 입과 코로만 하는 것이 아니라 제 삼의 눈(天目), 백회(百會), 용천(龍泉)과 같은 경락을 통하여 몸 전체의 모공(毛孔)을 통하여 호흡을 하고 이에 따른 호흡수련을 하는 것이다.

다만 호흡수련 과정은 집중된 의식을 갈고 닦아 나가는 것이며, 궁극적으로는 정, 기, 신(精氣神)을 일체화시켜 인간의 영성(靈性)을 맑게 함으로서 깨달음에 이르게 하는 것이다.

수행(修行)이란 우리가 태어나 죽음을 맞이할 때까지 가장 근본적인 인간의 영적(靈的) 능력을 찾아 갈고 닦는 것을 의미하며, 지적(知的) 능력을 향상시켜 나아가, 종국(終局)에는 맑고 깨끗한 영(靈)과 육신(肉身)을 닦아 본래(本來)있는 자연의 형상(形象)을 찾으려는 것과 같다. 결론적으로 인간 본연의 영성(靈性)을 구현하는 궁극적인 깨달음을 추구하는 것이다.

## 4. 명상(冥想)

의식을 집중할 경우 모든 것을 사고(思考)할 수 있으며, 모든 것의 주관자(主管者)는 나(我)이므로 내가 추구하고 원하는 모든 것은 내 안에 있기 때문에 밖에서 찾을 것이 없는 것이다. 그러므로 호흡이 들어오고 내쉬는 것과 몸 안에 기(氣)가 생성(生成)되고 소멸(消滅)되는 것, 심신의 안정과 평안함 속에서 의식의 공부가 가능한 것이다.

조용히 마음을 가라앉히고 호흡을 고르게 하고, 눈을 감고 심신을 편안하게 한다. 이때 눈을 감는 이유는 우리가 보고 듣고 말하는 속에서 수시로 마음의 변화가 일어나 발생하는 갈등의 고리를 차단하기 위해서이다.

눈을 감는 것은 갈등되는 모든 생각과 잡념을 끊어내는 것을 의미하는 것이다. 그런 다음 의식은 양 눈썹 중앙의 1cm위 인당(印堂), 즉 제3의 눈에 집중하고 호흡을 부드럽게 내쉰다. 이때 제 삼의 눈이라고 할 수 있는 인당(印堂)에 맑고 고요하며 잔잔한 연못을 연상(聯想)하라. 수행자 자신이 심산유곡(深山幽谷)에 있는 맑은 물이 고인 고요한 못을 연상하여 그 물결을 지긋이 바라보는 듯한 이미지를 연상하면 의념을 집중할 수 있다.

심신이 흔들리거나 마음이 불안할 때에는 잔잔한 연못에 물결이 이는 것이 보일 것이다. 그리고 연못이 고요함 속에 완전히 정지해 있다면 자칫 공(空)에 빠질 수가 있다. 공(空)에 빠지면 잠에 떨어지게 되므로 의식을 놓지 말고 끊임없이 관(觀)하라. 그 속에 비추이는 형상이 있으면 그 형상을 관(觀)하라. 이러한 관(觀)은 수행자 자신의 마음에 이는 것이라 할 수 있다.

우리 마음이라는 것은 어느 한 자리에 멈추어 있는 것이 아니고 시시각각 변화를 일으킨다. 그것이 허상(虛像)으로 마음에 나타나 우리의 본래(本來)자리를 빼앗는 것이다. 우리의 의식이라는 것은 무서우리만치 집중(集中)이 가능하고 마음의 갈등으로 인하여 수시로 변화하기도 한다.

마음의 갈등, 즉 번뇌(煩惱)가 심할 경우 사마(邪魔)에 빠질 수도 있는 것이다.

위에서 설명한 것은 순간순간 느끼는 환상들인데, 이러한 현상이 나타나게 되는 것은 수행자 마음속에 이미 어떠한 형태의 쫓김이 있다는 것을 의미하는 것이다. 순간의 환상에 집착하여 여기에 빠진다면 그 또한 사마(邪魔)에 빠진 것이다. 나를 느끼고, 자각(自覺)하고, 지켜야 하는 의식(意識)의 영역(領域)이 있다.이것은 바로 나의 정신세계인 것이다.

일반적으로 우리의 의식(意識)은 순간의 연장(延長)이라고 할 수 있다. 찰나(刹那)의 변화에 정신이 팔려, 그 찰나의 순간에 머문다면, 그 또한 자아(自我)를 잃게 되는 것이다. 그러므로 이 순간순간의 연장으로 스스로를 지탱하고 끌어나가는 자신의 길이라 할 수 있다. 또한 그 순간이 잘못되거나 너무 그 순간에만 집착하게 된다면, 마음이 어지러워지고 갈등과 번민의 늪에 빠지게 된다.

올바른 나의 의식을 유지하고 존재하기 위해서는 항상 스스로가 깨어있어야 한다. 지금까지 스치며 지켜 볼 때와는 다른, 무엇인가와의 접촉(接觸)과 지금까지 아무런 의식 없이 무심히 본 글자까지도 가깝게 느끼는 현상들, 이러한 것은 어떤 기대감과 꿈, 그리고 희망 등이 일상에서 저절로 알음알이로 이어지면서 현실 속에 나타나는 경우가 있다.그러므로 변화(變化)의 본질은 순간순간이 서로 이어지는 것이다.

우리의 일반적인 습관은 이러한 긴 주기(週期)만의 일상만을 지각(知覺)하는데 익숙해져 있기 때문에, 이러한 찰나지간의 변화를 항상 놓치게 되는 어리석음을 범하고 있는 것이다.

공부(工夫)란 이러한 미세한 알맹이들까지도 감지(感知)하여 지켜보는 것을 의미한다. 이러한 것이 끝없이 순환과 순환을 거듭하여 마침내 커다란 태산을 이루는 것이다.그러므로 무엇보다 중요한 것은 순간에 집중하는 것이다.

제 삼(三)의 눈은 양미간의 약 1㎝위에 위치하고 있으므로, 양쪽 눈과 삼각의 형상을 이루고 있다. 우리 인체는 많은 신비한 현상을 가지고 있는데, 가장 중요한 의식집중은 이 삼각의 형상 안에서 이루어진다. 사람의 의식이 멈추어 있을 때, 어느 한 곳에 집중이 되었을 때, 뜻이 어느 하나를 바라봤을 때, 그 사람은 눈을 깜박이지 않고 정지된 모습으로 한 곳을 뚫어지게 바라볼 것이다.이것이 바로 삼각의 형상 안에 의식 집중이 일어나고 있다는 증거이다. 특히 이 공부는 전문적인 공부이므로 언어로는 표현하기 매우 어렵기 때문에 직접 몸으로 기억하고 느껴서 자기화(自己化)하는 노력이 있어야만 한다.그리고 이러한 의식공부는 남녀노소 누구나 다 가능한 공부다.

마음자리를 깊게 관(觀)하다 보면 마음에 청량함과 시원함이 가득 차 오르는 것을 느낄 수 있다. 이는 공(空)에 머무름이 아니며, 그 속에 비추이는 환경과 일체가 되어 거기에서 우러나오는 깊은 맛은 마음의 긍정적인 변화인 것이다,

또한 깊은 정진(精進)을 할 때에는 그러한 조화로움이 나를 잊게 해 주며, 시간이 정체되는 내면의 여행이다. 고승(高僧)의 좌정(坐定)처럼 나무에 바람이 멎은 것과도 같은 체험인 것이다. 정진(精進)을 할 때에는 느낌만 살아 있다.

이때 우리의 정신(精神)은 어느 한 곳에 머무르게 되면서 깊은 여여(如如)함을 느끼게 된다. 몸은 마음이 먼저 발동(發動)하여 움직이는 것인데 명상 중에는 마음이 한 곳에 머물러 있으니, 당연히 기(氣)의 흐름이 원활하지가 않는 것이다. 더구나 좌법(坐法)을 할 때는 관절이 접혀있기 때문에 더욱 기(氣)의 흐름이 원활하지 못하다. 이것이 갑자기 펴졌을 경우 막힌 둑이 터지듯 기의 흐름이 한꺼번에 밀려오는 것이고, 이는 저린 느낌으로 나타나는 것이다. 그러므로 참선이나 명상을 할 때에는 몸을 가볍게 풀어주고 임하여야 깨어나서도 몸과 마음이 원활하게 된다. 그러나 이러한 것도 계속적인 정진(精進)이 이루어지면 극복할 수가 있다.

수행자의 바람직한 마음가짐은 몸과 마음이 바르게 조화를 이루어 일치되어 나가는, 즉 몸을 다스리고 마음을 다스리고 정신을 다스리고 그리고 일체(一切)를 다스리면서 일보일보(一步一步)를 확고히 다져나가는 것이  수련인 것이다. 어느 한 길이 있다 해서 누구나 그 길을 가는 것은 아니다. 만(萬)가지 길이 있으니 각자 가는 길이 다 틀린 것이다.

그러나 그 길을 올바로 갔을 때만이 비로소 살아 있는 느낌이 나오는 것이다. 명상에서도 길을 잘못 들 수가 있다. 그러므로 반드시 올바른 수련을 쌓은 스승이 필요한 것이다.

깨달음은 무량(無量)한 바다이고 우리의 의식은 무한한 우주에 놓여있으나 겨자씨만한 곳에도 갇혀 도저히 빠져나올 수 없는 지경에 이르는 경우를 초래는 것 또한 우리의 의식이기도 하다.

이러한 것을 타파하기 위해서는 올바르게 수행의 여정을 경험한 스승이 반드시 존재하며 또한 필요한 것이다. 그것은 지금까지 적전제자만을 통하여 계승시킨 선

대(先代)의 공부(工夫)를 살펴보면 알 수 있다. 스스로의 주체와 정체성을 잃어버릴 정도로 어느 곳에 멈추어 있거나 방황한다면 그것은 올바른 공부가 아니다.

본연(本然)의 자리는 자기중심이 있어야 하며 그 중심은 만인(萬人)을 위하는 것이어야 한다. 이러한 길은 뒤따르는 사람이 앞사람의 발자국을 따라서 편안히 갈 수 있는 길이다. 이것이 선대로부터 내려오는 본연의 길이다. 처음에는 자신의 기억이나 관념(觀念)속에 존재하는 풍경을 연상하는 것이 손쉬운 방법이다.

폭포 밑의 심연(深淵), 그 심연을 본다. 주변의 계곡과 바람 물줄기를 본다. 이렇게 사물을 관(觀)하다 보면 심연 속에서 깊이 하나가 된다. 때로는 못의 수면(水面)을 보고 때로는 심연으로 들어가기도 하고 때로는 주변을 보고 때로는 떨어지는 못을 본다.

선인(仙人)이란 뜻도 풀이 해보면 산에 있는 사람이란 뜻이다.즉 자연과 친화하고 하나가 되면 그 자체로 깨끗함으로 정제되는 것은 자연스러운 현상이라 할 수 있다.

자연을 모체(母體)로 한 수련과 생활, 그리고 공부를 하게 되면 깊은 정진을 할 수가 있는 법이다. 내면(內面)을 통한 자기 정화(淨化)가 명상의 으뜸이며, 이것을 기본적인 토대로 하여 세상을 이롭게 하는 자가 되어야 한다. 그러한 정화(精華)가 작은 씨앗이 되어 만인(萬人)을 이롭게 할 수 있으니 명상(冥想)세계에는 민족도 없고 국가도 존재하지 않는다. 이것이 올바른 명상관(冥想觀)이다.

'명상은 밝음이요, 무명을 꿰뚫는 빛이다'.

## 5. 도가명상법(道家冥想法)-사자결(四字訣)

도가 수행의 명상법에는 지(地). 수(水). 화(火). 풍(風)의 네 가지 결(訣)이 있으며, 이 수행법은 실내와 자연을 벗 삼아 수행을 할 수 있으며 우리 인간의 몸이 사대(四大)로 형성이 되어 있는 것을 주(主)로 삼아 수행의 근본을 닦고 자기성찰을 통하여 인류의 꿈을 이뤄 나가는 과정으로 나눠져 있다.

인간은 끊임없이 자기 개발과 지적 능력향상을 통하여 꿈을 이뤄나가는 동물이다.

## 1) 사자결(四字訣)의 분류

### (1) 지자결(地字訣)

지자결(地字訣)의 수행법은 황토나 적토(赤土)의 노선을 맨발을 벗고 디뎌나가며 감각을 느끼는 과정으로서 인간은 땅 위에서 얻어지는 만물의 근본을 닦아나가는 결(訣)로 되어 있으며, 가장 기본적인 수행법으로 수련하여 만물의 근원은 땅 위에 있으며 땅을 근본으로 삼아 이루어져 있다는 철리(哲理)를 닦아 나가는 수행법이다.

### (2) 수자결(水字訣)

수자결(水字訣)의 수행법은 물의 근본을 알고 인간의 몸이 많은 수분의 형성으로 이뤄져 있는 것을 바탕으로 물을 활용하여 마음을 닦는 수행법이다.

물을 매개체로 씻어나가는 세수법(洗髓法)이 있으며, 물에 들어가 좌선을 하는 수행법과 물의 이미지를 형상화하여 마음을 닦아나가는 수행법으로 나누어져 있다.

### (3) 화자결(火字訣)

화자결(火字訣)의 수행법은 불의 기운인 뜨거운 기운을 몸 안과 밖으로 흡입과 배출을 통하여 심신을 닦아 나가는 과정이다. 화자결은 움막의 안이나 낮의 기온이 가장 높을 때에 맞추어 할 수 있는 수행법으로 누구나 쉽게 배우고 익힐 수 있는 수행법이다.

특히 황토방이나 적토방을 만들어 실내를 덥혀서 할 수 있는 가장원초적인 수행법이다.

### (4) 풍자결(風字訣)

풍자결(風字訣)의 수행법은 바람의 기운을 몸과 의식으로 쫓으며 느끼는 감성 수행법이다. 특히 풍자결의 수행은 자연과 일치하는 것을 느낄 수 있으며, 마음 안에 일어나는 근원을 찾기 가장 좋은 수행법이다.

계절과 자연을 벗 삼아 수행하는 풍자결은 명산대천을 찾아 수행하는 수행법으로 인간본연의 근본을 찾는 수행법이다.

도가 수행법은 자연과 합일을 근본으로 하기 때문에 자기성찰을 통하여 깨달음을 이루어 나아가는 수행법이다. 특히 사자결의 수행법을 통하여 본다면 사계(四季)와 더불어 수행을 닦아 나아가기 때문에 자연의 조화로움에 인간이 같이 할 수 있는 '순환(順煥)의 변(變)을 따르는 것'이니 가장 인류가 지탱 할 수 있는 버팀목이 되고 자연으로 귀환하는 여로의 철리인 것이다.

## 2) 사자결(四字訣): 자연의 색(色)과 동화(同化)

사자결의 수행법은 네 가지 색(四色)으로 동화가 가능하다. 춘하추동의 자연의 변화는 무한한 의식의 변화를 만끽 할 수 있으며, 자연이 갖추는 색의 변화는 인간의 옷에 많은 변화의 아름다움을 낳게 한다.

현대는 발달된 물질문명으로 말미암아 다양한 색채와 많은 색의 변화를 추구하고 있지만 사색의 근본을 따르려는 인간의 추구는 자연을 극복하지 못하고 있다. 이렇듯이 자연이 갖고 있는 아름다움의 변화의 색은 만(萬)가지 색을 만들어 낸다고 하여도 결코 따를 수 없는 아름다운 미색을 갖추고 있으니 모든 변화의 고리는 자연을 뛰어 넘을 수 없는 것이다.

## 3) 사자결(四字訣) : 사색(四色)으로 변화하는 생명의 색채(色彩)

사자결(四字訣)의 수행법(修行法)은 네 가지의 생명(生命)을 낳게 하는 색(色)으로 변화(變化)한다.

(1) 춘색(春色)

봄의 색인 녹색(綠色)은 뭇 생명의 탄생과 보호를 의미하는 색(色)으로 나타난다.

인간의 시력에 가장 안정감을 주는 색인 녹색은 자연의 탄생과 평화로움을 주며 새싹의 탄생함이 갖고 있는 생명의 色은 깊은 안정감을 줄 수 있으며 생명력을 상징한다.

(2) 여름 색

여름의 색(色)인 청색(靑色)은 끊임없는 창조력(創造力)을 가지고 있다. 하늘 채의 바탕을 이루고 있는 여름의 색은 푸른빛을 발산하며 인간이 추구하는 끊임없는 창조력을 낳게 하는 무한한 에너지의 色이다.

푸른색은 청초함을 갖고 있으며 무한대로 뻗어 나아가는 추구력을 낳게 한다.

(3) 가을 색

가을의 색(色)인 적색(赤色)은 열정과 뜨거운 기운(氣運)을 가지고 있다. 붉은 색이 가지고 있는 가장 원시적(原始的)인 아름다움과 핏빛을 갖고 있는 만추(晩秋)의 아름다움은 인간이 알고 있는 가장 원시적인 아름다움의 色이며 정열(熱情)과 타오르는 기개(氣槪), 솟구치는 기운(氣運)의 화(和)하는 모습을 연상케 하는 色이다.

인류의 문명이 부족(部族)사회에서 국가를 형성하고, 국가가 다시 팽창하여 나가며 영토의 확장과 전쟁, 그리고 인간 생활상에서 결코 빠질 수 없는 가장 원초적인 색이 바로 붉은 색이다.

(4) 겨울 색

겨울의 색은 흑색으로서 이는 모든 것을 수용하는 색이다. 자연의 사계와 아름다움, 그리고 물질(物質)이 고도로 발전을 하여도 결국은 하나의 색(色)으로 변화하는 모든 것을 수용하는 색이 바로 흑색(黑色)이다.

흑색의 의미는 변화와 갈등 그리고 만변(萬變)하는 세상의 거울에서 결코 벗을 수 없는 색의 귀화(歸化)이며 자연으로 돌아가는 색을 의미한다.

## 4) 사자결(四字訣)과 주유천하(周遊天下)

(1) 춘행(春行)

봄의 수행법은 넓은 자연을 벗 삼아 유랑을 하며 할 수 있는 수행법(修行法)이다. 초지(草地) 위에서 뛰어 놀며 할 수 있으며 묵상(默想)을 하고 자연과 동화(同化) 할 수 있는 수행(修行)으로서 어린이부터 노약자까지 누구나 할 수 있는 수행(修行)의 관법(觀法)이다.

특히 자연에서 마음껏 활개를 열고 하나가 되는 이 수행법은 청소년들에게 있어서 몸과 마음을 수양하는데 있어서 가장 좋으며, 성인에게도 마음의 안정과 평화로

움을 가져오는 수행법이다.

(2) 하행(夏行)

여름의 수행법은 바닷가나 물가에서 할 수 있는 수행법이다. 여름에 많은 사람들이 바다를 찾고 있기 때문에 조금의 관심을 가진다면 바다를 이용한 수행을 할 수 있다. 바다에서 할 수 있는 이 수행법은 부딪치는 파도와 물결 그리고 바람과 더불어 할 수 있는 수행법으로서 많은 사람들이 즐기면서 수행할 수 있는 장점이 있다.

수행의 과정에도 즐거움과 넉넉함이 우러나는 많은 관법(觀法)이 있으며 이 또한 하나의 수행법(修行法)으로 이어지고 있다.

(3) 추행(秋行)

가을의 수행법은 만추의 산과 계곡위에서 할 수 있는 수행법이다. 자연이 가장 아름다움을 뽐낼 때가 바로 만추(晩秋)의 계절이라 할 수 있다. 인간의 아름다움 또한 생애 중에서 가장 인간미가 성숙되고 넘칠 때 세상의 연륜과 함께 묻어나는 장년의 기운이 화(和) 할 때가 바로 만추의 시절과 같다.

자연을 벗 삼아 산행을 하고 산과 계곡에서 만추를 보며 연상하는 수행의 관법(觀法)은 누구나가 쉽게 할 수 있는 수행법이며 가을정취의 바람과 더불어 할 수 있는 관법(觀法)이다.

(4) 동행(冬行)

겨울의 수행법은 불과 같이 하는 수행법이다. 겨울의 기운은 차기 때문에 사람들을 집안으로 불러들인다. 이 수행법은 황토나 적토(赤土)로 움막을 지어 더운 기원을 집안으로 들어오게 하여 실내에서 할 수 있는 수행법으로 사람들의 거처를 활용하거나 황토방(黃土房)을 지어 수련을 할 수 있으면 더욱 좋다. 수행자가 피해야 할 것은 찬 기운과 냉한 기운으로 겨울에는 이 수행법(修行法)이 가장 이상적이라  할 수 있다.

## 5) 사자결(四字訣)과 사향(四香)

### (1) 춘향(春香)

봄을 의미하는 색인 녹색(綠色)을 바탕으로 하는 꽃과 녹색을 띤 향(香)을 이용하여 맑은 기운(氣運)을 복 돋운다.

봄을 상징하는 꽃의 활짝 핀 모습과 녹색(綠色)을 띠고 있는 향(香)을 갖고 있는 향기(香氣)를 찾아 수행과 더불어 호흡을 하고 맑은 기운(氣運)이 돌게 한다.

봄은 만물이 소생하는 기운을 갖고 있다. 꽃의 향기와 향은 의식을 맑게 하고 심신안정에 도움을 준다. 참선(參禪)이나 묵상(默想)을 할 때에 화두(話頭)로 삼아야 할 것이며, 향(香)의 맑은 기운(氣運)은 깊은 정신의 안정을 가지고 온다.

### (2) 하향(夏香)

여름의 색인 청색 계열의 꽃과 향기를 바탕으로 맑은 정신을 돋운다. 푸른빛을 띠고 있는 꽃이나 향(香)을 활용하여 맑고 청량한 기운을 정화한다.

예를 들어 도라지꽃은 청색을 가지고 있으며 색채(色彩)의 맑은 색은 사람의 마음에 편안함과 청량함을 갖게 하며, 수행의 방편으로 색채를 활용할 수 있다.

### (3) 추향(秋香)

가을의 색인 적색계열의 꽃과 향기(香氣)를 바탕으로 맑은 정신을 갖게 하며 기운을 돋운다. 붉은 빛을 띤 꽃과 향기를 활용하여 수행의 방편으로 활용한다.

인간의 감성(感性)에는 붉은 빛을 보면 기운이 동(動)하고 흥분을 일으키는 작용을 하게 된다. 붉은 색이 갖는 의미는 전진(前進)과 앞으로 향하는 끊임없는 욕구를 불러일으킨다. 이러한 붉은 색이 주는 의미는 일상생활에서 많이 활용되는 것을 볼 수 있다.

### (4) 동향(冬香)

겨울의 색인 흑색계열의 꽃과 향기(香氣)를 바탕으로 하여 맑은 정신을 돋운다. 흑색을 바탕으로 한 꽃과 향기를 찾아 수행의 방편으로 활용한다.

흑색이 가지고 있는 감성은 모든 색채(色彩)의 결론(結論)을 담고 있으며 하나로 된 것을 알 수 있다. 담담히 피어난 꽃처럼 흑색의 바탕과 향(香)을 활용하여 고요한 적막의 어둠을 직시한다.

본래 모든 망상(妄想)이 일어나는 것은 많은 것을 보고, 많은 것을 듣고, 많은 것을 알아 나아가는데 서 생겨나는 망상(妄想)인 것이다. 고요히 묵정(默靜)을 하다 보면 하나의 자리를 알 수 있다. 이를 묵정일간(默靜一看)이라 한다.

## 6. 도가명상수행파(道家冥想修行派)의 의식치유(意識治療)

도가(道家)에서 전하여지는 밀종(密宗)의 의식공부(意識工夫)는 적전제자(嫡傳 弟子)들에게만 전하여지는 비법(秘法)이다.

이 비술(秘術)에는 많은 수행법이 담겨져 전해져 내려오고 있으며 적전 집안에서만 전하여지던 것을 만인에게 알려 삶을 영위하는데 수행의 방편으로 삼아 더욱 행복한 삶과 인류애(人類愛)를 닦아 나아가는데 그 목적이 있으며, 도관(道館)에서나 수행처(修行處)에서 많은 사람들이 갈고 닦아 행복한 삶을 영위하기를 바란다.

인간은 무한한 의식세계와 무의식(無意識)세계에서 끊임없는 변화(變化)와 기억 , 그리고 흐르는 물처럼 순간의 찰나간이 연장이 되어 삶을 영위하는 것이다. 인간의 의식이 어느 순간에 멈추어 진다면 두 가지 결론에 도달 하게 된다.

첫째는, 의식이 찰나 간에 정지(停止)되어 입정(入靜)에 들어간 수행자(修行者)의 무한한 세계에 의하여 의식이 멈추어져 있으며 이는 무한광대(無限廣大)한 의식의 세계를 주유천하(周遊天下)하면서 누리는 이상향의 세계에 들어 간 것이다.

이 수행처(修行處)는 수행이라는 옷을 입고 들어간 인간만이 누릴 수 있는 무한한 우주(宇宙)속에 유영을 하는 것과 같으며, 의식세계가 미처 깨닫지 못한 무한 광대한 무의식세계의 깨달음이라 할 수 있다.

둘째는, 찰나 간에 무의식세계에 들어갔거나 의식의 형상에 갇혀 미처 나오지 못한 자(者)이다. 이러한 자들을 가리켜 정신 분열 자, 혹은 미친 자(者)들이라 한다. 이러한 자(者)는 스스로 자기가 만들어놓은 형태(形態)에 갇혀 나오지 못하고 그 속에서 정신이 멈추어진 것이다. 사회에서 보면 많은 사람들이 이미 스스로 만들어 놓은 그물 속에서 빠져 나오지 못하고 그 속에서 일생을 허비하는 것을 볼 수 있다.둥근 형태나 네모 형태 그리고 세모 형태 속에 자기가 들어 앉아 안주를 하게 되고 그 속에

서 빠져 나오지 못한 상태에서 삶을 영위하고 있는 것이다

일상(日常)에서 벌어지는 많은 일과 생활 속에서 자기성찰(自記省察)을 하는 것이 아니라 만사(萬事)에 시달리면서 일상생활을 하고 있는 것이다.

현대인들은 많은 일에 스트레스가 쌓이고 있으며, 이미 사회적으로 볼 때 많은 이들이 정신질환에 시달리고 있다고 보아도 과언이 아니다. 이렇듯이 정신질환은 자기도 모르는 채 다가오는 병인 것이다.

도가(道家)에서 행(行)하는 수행법에는 자연으로 귀화하는 의식의 공부와 더불어 자기성찰을 통한 깨달음을 열어 나아가는 수행의 공부를 행하고 있다.

의식이란 보고 듣고 말하고 느끼며 살아가는 오감(五感)의 감성(感性)과 무의식(無意識)속에 자리하고 있는 무한대의 성찰(省察)을 통하여 순간순간 깨달아 나아가는 삶의 영위 속에서 스스로의 성찰을 통한 근본을 깨닫는다.

우리 인간의 의식은 무한대와 같이 넓은 바다에서 끊임없이 일어나는 순간의 생각과 찰나간의 생각이 연장되어 많은 지식을 공유하고 정보를 알아 나아가며 자기와 밀접한 불가분의 관계를 형성해 나아가는 것과 같다.

이렇듯이 쉬지 않고 흐르는 강물처럼 끊임없는 찰나간의 연장선이 바로 의식의 바다인 것이다. 의식이 끊임없이 흐르기 때문에 정신병에 걸리지 않고 바른 기억과 재생(再生)을 통(通)한 기억 속에서 과거(過去)와 현재, 그리고 미래를 보고 알아 나아가는 것이다.

특히 도가밀종(道家密宗)의 수행법에는 자가 치유능력과 타인의 치유가 가능한 치유목적을 띤 수련법이 있다. 이러한 수련법으로 다음과 같은 증상을 가진 병자를 치유한 경험이 있다.

첫 번째는,일상생활 속에서 식사를 거르고 잠에 빠져 몸이 많이 상한 경우이다. 그는 수마(睡魔)에서 깨어나지 못하고, 대인 기피증과 타인의 접근을 극도로 기피하는 증상을 앓고 있었다. 그래서 전통적인 수행법을 통하여 충분한 운동요법을 시켜 땀을 배출케 하고, 점차 수련강도를 높여 활발한 운동을 시켜나갔다. 이후 무기력증을 극복하고 본래의 의식과 몸의 건강을 회복하여 정상적인 사회생활을 할 수 있을 정도로 호전되었다.

두 번째는, 만다라의 환영(幻影)에 갇혀 자기정체성의 의식을 잃고 불안정한 상태에 빠져 기력과 몸의 건강을 잃게 된 병자에게 같은 운동요법과 의식치유를 통한 요법으로 본래의 정신을 찾게 하여 정상적인 사회활동을 할 수 있도록 치유하였다.

이렇듯이 운동요법을 활용하여 몸 안의 폐기(廢氣)와 땀을 배출시켜 바른 육체와 정신을 찾게 하였다. 이러한 경험을 통해 우리 몸 안의 나쁜 폐기와 불안정한 마음을 찾게 하는 과정에는 전통적인 수행법이 적용되는 것을 알 수 있다.

수행자는 마음의 밭을 갈아 씨앗을 심는 농부의 마음으로 심신을 닦아 나아가야 하며, 풍요로운 곡식을 추수하기 위하여 땀을 흘리는 농부의 마음으로 쉬지 않고 가꾸어 풍작을 걷는 다는 마음가짐이 중요하다.

## 7. 도관입문처(道館入門處)

### 1) 향(香): 세수(洗手)

도관에 입문을 하고자 하는 자는 도관에 들어서자마자 세면과 입안을 헹구고 발을 씻은 다음에 도관에 들어서야만 한다.

특히 도관의 수로에는 맑은 향(香)을 소재로 한 정심수(靜心水)를 놓아 일상생활에서 쌓인 스트레스와 탁한 기운(氣運)을 맑은 물로 씻어내고 입안을 행군다. 그리고 맑은 향(香)이 몸의 안과 밖을 청결하게 하고, 맑은 기운으로 수행(修行)을 하도록 한다. 이때 사용하는 향(香)의 종류는 자연향(自然香)과 맑은 기운을 북돋우는 청량한 향(香)을 사용하여 심신의 피로와 마음의 이완(弛緩)을 돕도록 한다.

### 2) 향(香): 실내

도관 실내(道館室內)의 공간에는 맑은 향기(香氣)가 뿜어져 나오도록 하고, 안락하게 휴식을 취할 수 있는 공간으로 조성 되어야 한다. 맑은 향기(香氣)가 사람의 마음에 안성을 주며 심신의 피로함을 풀리노록 유노하여 육체의 이완과 마음의 휴식을 하도록 한다.

육체(肉體)란 쉬지 않고 긴장과 이완이 필요에 따라 끊임없이 반복이 되며, 이에 따라 신체에 스트레스를 주고 있다. 우리 몸은 항상 이완상태를 유지하는 것이 아니라 사회생활에서 쌓이는 업무와 긴장의 연속이 심신상태를 긴장상태로 되고 있으며, 이러한 과도한 긴장의 피로감이 생명을 잃게 하기도 한다.

사회생활에서 쌓인 긴장은 가정으로 돌아가 휴식을 취하는 과정 속에서 이완이 되고 다시 재충전이 되어 일상생활로 이어지는 끊임없는 연장선에 놓이게 된다.

이러한 것을 보더라도 우리 인간의 몸이 갖고 있는 신비의 에너지는 스스로의 적응여부에 따라 끊이지 않고 흐르는 물줄기처럼 우리 몸 안에서 흐르고 있다.

마음과 육체는 서로 상충된 것이 아니라 하나로 좁혀지기도 하고 둘로 이완이 되기도 하는 절대적 관계에 놓여있다. 우리가 이러한 몸의 관계를 바로 알고 다스려 나아가며 항상 깨어있는 삶을 영위 하고 싶기 때문인 것이다. 그러므로 도관에서는 몸과 마음의 모든 것을 바르게 알고 닦아 나아가야 한다.

### 3) 향(香): 물건(物件)

도관에서 사용하는 물건은 개인의 물품을 소지하고 사용하여야 한다. 이때 물건에 자연향이나 맑은 향을 소재로 한 향기의 물품을 사용하여 탁한 기운이 모이지 않게 하고, 항시 청결한 상태를 유지하여 관리하도록 한다.

개임 물품으로는 수건, 비누. 옷, 개인용 돗자리 등의 용품을 활용하여 개인사물을 청결하게 관리하도록 한다.

# II. 도가밀종(道家 密宗)이란?

밀종(密宗)은 비밀리에 전수(傳授)되는 지식의 학습에 의한 정신적인 수행법을 의미한다.

밀종은 한 계파에 의하여 적전제자(嫡傳弟子)들에게만 전하여져 오는 지식의 바다이며, 지혜의 산물이다. 밀종은 종교적 개념과는 상이(相異)하다.

밀종의 수련체계는 인류가 삶을 지탱(支撑)하면서 고대로부터 자생하여 비밀리에 전수가 되고, 삶의 한쪽 바다에서 이어져 오고 있는 것이다.

이미 고대 중국에서는 도인법(導引法)이 체계화되어 많은 수행자들이 심신을 닦았으며 그 도인법의 실체가 마왕퇴(馬王堆)의 벽실에 남아 전해지고 있다. 고대에도 인간 신체의 역근법(易筋法)과 세수법(洗髓法) 그리고 안마법(按摩法)으로 연결이 되는 도인법과 체조술(體造術)은 삶에 있어서 중요시 되어왔다는 것을 알 수 있다. 도인(導引) 체조술은 고대에서부터 이어온 전통이며, 인류가 존재하는 한 인류의 그림자가 되어 끊임없이 이어질 바다인 것이다.

밀종의 의식체계나 수행법은 신체의 이완과 결합의 행법(行法)으로 나누며, 지적 능력을 향상시키려는 인류의 염원에 부합하는 가장 근원적인 지식체계를 낳고 있는 것이나.

밀종이 가지고 있는 수행체계는 한민족(韓民族) 역사 속에 녹아있으며, 이는 인류의 바탕에 근원을 둔 가장 원초적인 수행법으로서, 인류의 성(性)과 지적 능력향상에 뿌리를 두고 전해져 내려온 산물인 것 이다.

밀종의 의식체계는 중국에 전하여져 오고 있는 수행법이나 불교나 티벳의 밀교(密教)와는 전혀 다르다. 밀종은 고대에서부터 끊이지 않고 오랜 세월 동안에 이어져 오고 있는 근원적 수행법으로서 생활 속에서 발전을 거듭나며 전해져 오고 있는 근원적 지식체계의 최고봉이며 정수(精髓)인 것이다.

밀종의 수행법은 가장 원초적인 인류의 염원과 본능에 의하여 닦아져 왔으며, 인류의 성(性)은 스스로 깨우치는 성향과 문헌 등을 통하여 전하여 져오고 있고, 자기

민족의 성향에 맞게 개발이 되어 발전을 하게 된다.

밀종은 혼자서도 수행할 수 있고, 이성과 같이도 할 수 있는 수행법이며, 인간이 갖고 있는 가장 원초적인 수행법으로서, 신체의 이완과 결합을 근원으로 하여 깨달음에 이르는 여정이다.

깨달음이란 인간이 가지고 있는 영적 능력에 한 걸음 다가서는 지혜(智慧)의 각성(覺性)이며, 환희와 기쁨이 충만한 자기를 찾아가는 여정인 것이다.

이 수행법으로 인간은 신체인 몸과 영(靈)인 정신의 각성이 하나가 되기 위한 수행 즉, 분리될 수 없는 생활수행의 방편을 갖게 된 것이다.

인간이 자연을 벗하고 수행의 근원을 갖게 된 것은 밀종만의 것은 아니며, 예로부터 많은 수행자들이 근본으로 제시하고 자연과 합일하는 수행처로 삼아왔던 것이다.

밀종의 수행법은 인간이 가지고 있는 영적 능력을 향상시켜 집중을 하게하고, 호흡과 명상, 신체 이완 등의 여정을 통하여 합일된 무한대의 깨달음의 세계와 하나가 되도록 하는 것이다.

밀종의 이완법은 심신의 긴장완화와 이성과의 결합법으로 인간이 가장 원초적인 본성으로 깨달음으로 다가가는 수행의 도(道)인 것이다.

이것은 이성(異性)을 깨달음의 문을 여는 문고리로 삼아 본성으로 하여금 해탈(解脫)을 하게하는 근원으로 사용함이다. 남과 여가 결합을 하게 되면 의식이 하나로 되는 "수행자(修行者)의 정적(靜寂)"을 느낄 수 있으며 깨달음을 향한 내면의 욕구가 불타오르는 것을 알 수 있다.

이러한 성적 감응으로도 신체와 이완이 되는 성향을 느낄 수 있으며, 교합의 정점으로 가는 여정은 영적 향상으로 말미암아 깨달음을 이룰 수 있는 것이다.

밀종의 심신 이완법과 결합법은 인간이 가지고 있는 가장 원초적인 본성을 중심으로 깨달음을 여는 수행이며, 무의식 속에 자리하고 있는 무한대의 의식세계에 접하고자 하는 인간의 수행법인 것이다.

밀종의 이완법과 결합법은 남과 여의 정점을 찾아 의식의 합일을 융화시키는 것이므로 결합법을 통한 자기성찰에 그 목적이 있는 것이다. 이러한 수행법은 인류가 존재 하는 한 영원히 변하지 않고 이어질 욕망이며 화두(話頭)인 것이다.

## 1. 도가밀종(道家密宗)의 양생법(養生法)

전통적으로 밀종(密宗)에서 전해지는 양생법은 적전 제자들에게만 비밀리에 전수되었다. 이러한 밀종의 양생법을 일반사회에 공개하는 이유는 일상생활에서 과중한 업무와 스트레스에 쌓여 있는 현대 사람들에게 올바르고 정확한 양생법을 지도하여 바른 사회생활과 바른 육체를 가지고 삶을 영위하도록 하기 위함이다.

사람의 몸의 온도가 36.5도의 체온을 유지하고 있지만 양생법에서는 몸 안의 기운(氣運)을 더운 기운과 찬 기운의 관계를 조화롭게 유지하는 것이 중요하다. 다시 말해서 신체의 민감한 온도 변화를 유지하며 건강을 지키는 것이다. 사계절의 변화와 우리 몸의 온도는 자연스럽게 자연의 변화에 따라 스스로 적정온도를 유지하도록 조율 하고 있다.

이러한 조율이 어떠한 병이나 스트레스, 혹은 외부로부터의 기후 변화에 따라 리듬이 깨지면 몸 안에 병이 생기는 것이다. 인간의 몸은 적정한 온도를 유지하도록 조율되고 있기 때문에 더운 여름에는 가벼운 옷을 입거나 짧은 옷을 입어 몸의 온도에 적당한 체온을 유지하고, 추운 겨울에는 두꺼운 옷을 입어 일정한 체온을 유지한다.

추운 동절기에 특별 모한(冒寒)수련이라 해서 얼음을 깨고 찬물에 들어가 참선을 하거나 냉수욕을 하는 사람을 볼 수 있다. 찬물에 들어가 오래 있게 되면 저체온증을 유발시켜 심장병이 있거나 허약자는 몸에 무리가 오게 되며 위험한 상태에 놓이게 되기도 한다. 일반적인 사람들에게는 잠깐의 시간은 문제가 되지 않지만 오랜 시간을 물속에서 견디지를 못한다. 이러한 경우에는 다음과 같이 가벼운 테크닉으로도 충분한 몸의 기온조절과 체온을 유지하게 되는데, 찬물에 들어가도 물의 찬 기온이 몸 안에 침범하는 것을 막을 수 있을 뿐 아니라 물속에서 장시간 몸을 유지하는 데에도 몸의 기온변화를 막을 수 있다.

빙주(氷珠)요법이라고 하는 전통적인 방법이 있다. 즉 빙주를 입 안에 한 모금 머금고 입안을 깨끗이 행구는 요업이다. 다음에 다시 빙주를 한 모금 입안에 머금고 찬물이나 얼음물에 들어가면 물에서 오는 한기(寒氣)를 막을 수 있다.

시간이 흐른 후 입안의 물이 더워지면 밖으로 뱉고 다시 한 모금 머금고 하면 된다.

이러한 수련법은 찬물을 싫어하거나 몸이 허약한 자들이 하게 되면 日常의 生活에서 찬물과 더운물의 온도 변화에 극히 민감하지가 않게 되며 자유로이 즐길 수 있는 수련법이다.

## 2. 연공(錬功)

호흡을 하는 것은 우리 몸 안에 에너지를 들여와 몸의 기운을 생(生)하게하고 탁기(濁氣)와 몸 안의 폐기(廢氣)를 내보내어 건강한 삶을 유지시키게 되는 가장 중요한 요소이다.

연공(錬功)을 하게 되면 보이지 않는 에너지를 몸 안에 축적을 하게 되고, 이 에너지가 기운(氣運)으로 변화시켜 사용하기 위함이다. 연공을 할 때에는 차가운 기운이나 냉기를 피해야 한다. 몸 안에 찬 기운이나 냉한 기운이 들어오게 되면 몸이 찬 기운으로 말미암아 병을 불러들이게 된다. 특히 심신이 허약한 사람과 병을 앓고 있는 자가 냉기에 노출되면 건강을 더 해칠 수 있기 때문에 냉 한곳과 습한 곳 , 그리고 차가운 곳은 가급적 피하여 연공을 하도록 한다.

일반적으로 수행자가 연공을 할 때는 폐관을 하고 100일이나 300일 정도의 적정한 날짜를 계산하여 실내에서 금욕(禁慾)과 더불어 연공을 해야 소기의 목적을 달성할 수 있다.

연공장소에는 항상 훈훈하고 더운 기(氣)로 가득 차게 하여 몸의 이완(弛緩)을 돕게 하고 더운 기운이 몸 안으로 들어오게 하기 위하여 실내의 온도를 따뜻하게 유지해야 한다. 연공이란 이슬에 옷이 젖어 들어가듯이 보이지 않는 수련과정에서 인내와 함께 마음에 여유를 가지고 하여야 한다. 본래 몸 안에 더운 기운이 들어오게 되면 평상시의 호흡량보다 약 5배 이상의 호흡량이 고조되기 때문에 몸 안에서 더운 기운이 임맥과 독맥을 따라 돌아 빠른 피스톤 작용과 같은 현상이 일어나게 된다. 이때 수련자의 맥박이 고조되기 때문에 몸 안에서 더운 기운이 윤(輪)을 형성하여 끊임없이 돌아가게 된다. 이때 일어나는 현상으로는 태양혈(太陽穴)과 명문혈(命門穴)로 폐기가 나가게 된다. 그 현상의 일환으로 태양혈과 명문혈에 굵은 땀방울이 맺히게 되며 몸으로 흐르는 폐기와 땀을 느낄 수 있다.

이러한 현상으로 현재 행하고 있는 수행법이 올바른 것인지를 판단할 수 있으며.

수련자 또한 그 현상을 스스로 느낄 수 있는 것이다. 일반적으로 처음 입문하는 사람은 36번의 숫자에 맞추어 수련한다. 호흡연공이 기본적인 틀을 형성하기 까지는 처음 단계에서 36번을 하는 경우 약 20分 정도가 소요된다.

처음 입문한 자가 호흡이 안정이 되고 수련이 무르익게 되면 36回의 숫자가 시간상으로 40分 정도까지 연장이 되며, 이때는 이미 호흡의 기본이 형성된 것으로 판단되므로 비로소 다음 단계로 들어간다. 동 수련법의 단계에는 배수관계(倍數關係)가 있다.

## 3. 도가밀종(道家密宗)의 의식공부(意識工夫)

의식(意識)이란 우리가 보고, 듣고, 느끼고, 감지(感知)하는 현상 속에서 순간 순간을 깨달아 나가는 것이다. 이러한 의식, 즉 찰라와 같은 순간만이 전부인 것인 양 우리가 깨닫지 못하고 현실에 안주(安住)하고 있는 것이다. 의식의 한계는 무한대와 바늘 끝과 같이 서로 대비되기도 한다. 사람의 마음이란 변화가 막측(莫測) 하여 가벼이 측량(測量)을 할 수가 없고 마음의 변화 속에 갇히게 되면 바늘 끝자리와 같이 좁은 것이라 할 수 있다. 그렇기 때문에 겨자씨만한 미세한 부분에 갇힐 수 있는 게 의식이란 것이다.

이러한 마음의 변화 또한 의식의 부재로 인한 것이므로 마음으로 대변되는 우리 의식의 세계야 말로 무한한 에너지의 보고이며, 인간의 한계를 뛰어넘는 무한대의 보고라고 할 수 있다. 사람이 어떤 한계에 부딪치게 되면 자연스럽게 몸을 사리게 된다. 몸을 사리게 되면 스스로 위축되어 작아지는 것을 느낄 수 있다. 이러한 현상 또한 스스로를 보호하려는 의식세계의 도피방법으로 스스로의 신체를 위축시켜 방어를 하려 한다. 의식이란 쉬지 않고 흐르는 강물처럼 끊이지 않고 학습하며, 흐르는 기억의 잔재와 순간순간 깨닫고 나아가는 연속선상 속에서 우리는 삶을 영위하고 있는 것이다.

다음은 태양을 화두(話頭)로 삼아 수련하는 의식공부를 소개한다. 인간의 제3의 의식은 천목(天目)에서 시작된다. 제 삼의 눈자리에는 넓은 바다가 존재하고 있다. 태양이 떠오르며 솟구치는 붉은 기운을 본다. 승천하는 태양을 따라 의식이 끊임없이 흐르며 충천(沖天)한 태양을 따라 서녘으로 기울어진다. 이와 같은 의식공부를 수행할 때에는 몸의 기운을 이완 하고 심신을 편안히 한 다음에 수행에 임한다. 이 과정을 반복하여 처음에는12회 다음 단계에서는 24회 마지막 단계에서는 36회를 한다.

우리는 일상적으로 낮과 밤이 반복적으로 이어져오고 있으며 인류의 변천사에 영원히 변하지 않는 철리(哲理)이다. 의식공부의 입문자들에게는 많은 과정을 기본으로 하여 수련을 할 수 있다. 몸 안으로 들어오고 나가는 호흡의 끝자리를 주시 하기도 하고 화두를 주체자로 삼아 공부 할 수도 있으며, 태양을 응시하며 수련 할 수도 있고, 지는 노을을 보며 할 수도 있다. 이는 자연과 스스로가 합일(合一)하는 과정이라고 할 수 있다. 이 세상에는 많은 공부방법과 수행방법이 존재하며 각기 나름대로 수련 법칙이 만들어져 있어 일상생활 속에서 건강법과 수행법으로서 실천되고 있다.

무릇 수행이란 만(萬)가지 길로 상통하는 일련의 법(法)이 존재하고 있다. 그러나 그 길 위에서 선인들이 경험한 법칙과 다음 세대에 이어지는 불변의 법칙이 존재하고 있다. 삶을 살아가면서 건강과 행복한 사회, 그리고 더나가 국가간의 충돌이 없는 인류애를 창출하는 것이 바로 수행자들이 갈망하는 이상세계인 것이다.

## 4. 도가밀종(道家密宗)의 태양력(太陽力)

태양력의 수련법은 많은 일과 업무에 시달리는 현대 남성의 기운을 원할 하게 하여 활력 넘치는 젊음을 유지시키는 공부(工夫)이다.

태양력은 남성에 국한하여 수행을 하여야 한다.

▶ 먼저 도인법(導引法)수련을 통하여 몸의 긴장을 풀어 이완시킨 다음에 편안하게 눕는다. 이때 누운 곳이 냉기나 습기와 같은 차가운 기운이 있는 곳은 피해야 한다.

▶ 눈은 지그시 감고 혀는 입안의 천장에 붙이고 양손을 배꼽 위에 포개어 놓는다.

몸이 편안히 이완된 다음에 천천히 호흡을 가다듬어 서서히 들이 마신다. 호흡을 극대한으로 들이마신 다음에 천천히 하단전으로 밀어 내린다. 이때 지혈(地穴)을 가볍게 당기어 호흡과 일치시킨다.

▶ 호흡이 일치가 된 다음 천천히 3, 7, 21 등의 숫자에 맞추어 호흡을 정지시킨

다음에 호흡을 가볍게 내보낸다.

평균 호흡시간은 입문자의 경우 약 20분 정도이며 기본을 닦은 후에는 40분으로 늘여 수련하도록 한다. 호흡공부를 할 때는 실내 출입을 제한하도록 하여 조용한 상태를 유지하여 수련에 임하도록 한다.

태양력 수련은 40代 이후의 남성에게 가장 적합한 수련법이고 이를 꾸준히 수련하게 되면 신체의 균형과 함께 활기찬 건강을 유지 할 수 있을 것이다. 태양력 수련은 여성에게는 수련이 금지되어 있다.

## 5. 도가밀종(道家密宗)의 태음력(太陰力)

21세기는 여성의 권리가 그 어느 때 보다 강하게 표출되는 사회로 변화하게 된다. 이에 따른 책임과 업무, 그리고 가사(家事)노동으로 과중한 스트레스가 현대 여성들을 짓누르고 있다.

태음력은 갱년기의 여성이 수련하게 되면 신체의 균형을 이루고 건강을 유지하는데 많은 도움이 되는 수련법이다. 갱년기 여성의 경우 심신의 불균형으로 말미암아 몸의 이완정도가 매우 약하고 기운이 쇠락하여 쉽게 짜증을 동반하는 경우가 많다. 또한 이러한 현상이 계속 이어지다보면 우울증과 같은 심각한 병상을 동반하게 된다. 건강한 몸과 마음은 젊음과 부드러운 생활로 이어지며 삶을 영위할 수 있는 원동력이 된다. 태양력 수련은 남성만을 위한 수련법인 반면 태음력은 여성만을 위한 수련법이다.

태음력의 수련은 다음과 같이 하도록 한다.

▶ 우선 도인법을 통하여 신체를 충분하게 이완시킨 다음 편안히 눕는다. 태음력 수련은 태양력 수련과 마찬가지로 냉기와 습기가 있는 곳은 피하도록 한다.

▶ 눈은 지그시 감고 혀는 입안의 천장에 붙이며 양손을 포개어 배꼽 위에 놓는다.

몸이 편안히 이완 시킨 다음 천천히 호흡을 가다듬어 서서히 들이 마신다. 호흡ㅇ양이 극한으로 되었을 때 단전(丹田)의 옥경(玉鏡)을 서서히 당긴다. 이때 지혈(地穴)과 옥경(玉鏡)을 서서히 당기어 일치 시킨다.

▶ 호흡이 일치시킨 다음 천천히 3,7,21등의 숫자에 맞추어 호흡을 정지시킨 다음에 호흡을 가볍게 내보낸다.

이 수련법은 여성이 하여야만 신체의 건강과 균형을 유지 할 수 있다. 여성은 주기(周期)가 있으므로 주기(周期)중에는 수련을 하지 말아야 한다.

## 6. 도가밀종(道家密宗)의 순양진기(純陽眞氣)

효천(曉天)이 오면 적기(赤氣)가 하늘을 향하여 솟아오른다. 이때 수행자는 올바른 자세로 누워 몸의 균형을 바르게 하고 전신의 기(氣)흐름을 원할 하게 한다. 모로 누운 측와자세에서 혀는 입안 천장에 붙이고 코로 깊은 숨을 들이 마신 다음 하단전을 향하여 미미한 기운(氣運)의 느낌으로 밀어 넣는다.

이때 하체의 중심은 하단전(下丹田)으로 하며, 단전의 기운으로 하여 두 무릎을 가볍게 당겨 올린다. 두 무릎이 단전(丹田) 가까이 이르게 되면 3, 7, 21등의 숫자에 맞추어 서서히 호흡을 내 뱉으며 두 무릎을 펴낸다.

신체가 균형을 유지하며 좌우로 나누어 하며 신체의 균형을 이루어 조식(朝式)을 한다. 효천(曉天)에는 이와 같은 조식(朝式)으로 수행을 하면 기(氣)가 충천하여 신체의 균형과 기(氣)의 원활한 흐름으로 일상생활이 즐거움으로 가득차게 될 것이다.

## 7. 도가밀종(道家密宗)의 순음진기(純陰眞氣)

효천(曉天)이 오게 되면 기(氣)가 동(動)한다. 이때 수행자는 신체의 균형을 바르게 하고 이완을 시킨다. 두 무릎을 곧추 세우고 어깨 넓이 정도로 보폭을 유지한다. 양손은 바닥을 향하여 장심을 붙이고, 혀는 입천장에 붙인 상채로 코를 통하여 미미하게 기(氣)를 흡입(吸入)을 한다. 이때 흡입(吸入)하는 기운의 순환을 돕기 위하여 단전을 허공(虛空)으로 밀어 올리며 옥경(玉鏡)을 서서히 당긴다. 기(氣)를 운용하여 깊이 들이 마시며 지형을 닫고 흡입(吸入)되는 기(氣)와 상충(相沖)을 시켜나가며 골반(骨盤)을 들어올린다.

상충(相沖)된 기(氣)를 유지하며 3, 7, 21과 같은 숫자에 맞추어 서서히 호흡을 토하며 골반을 편안히 내려놓는다. 신체의 균형이 조화롭게 유지시키며 수련한다. 효천

(曉天)에는 이와 같은 조식(朝式)으로 수행을 하며 기(氣)가 충천하여 신체의 균형과 기(氣)의 원할 한 흐름으로 인하여 즐겁고 활기찬 일상을 영위할 수 있을 것이다.

## 8. 도가밀종(道家密宗)의 긴장(緊張)과 이완(弛緩)

인간의 몸은 오랜 시간을 긴장(緊張)된 상채에서 있을 수 없다. 다시 말해서 긴장이 필요하면 반드시 이완이라는 반대의미의 결합이 필요하다. 이를 긴장과 이완은 불속에서 담금질 하는 연마(硏磨)와도 같다고 말한다. 긴장속에 있던 태양경(太陽經)이 이완되었을 때나 긴장이 않을 때는 찬물과 더운물을 이용하여 덥히고 식히며 이완과 긴장을 계속적으로 이어주면 된다.

옥경(玉鏡)은 불과 같은 기운이 있으므로 오랜 시간 긴장이 되어 있을 경우에는 담금질을 하여 긴장을 돕는다. 집중된 시간이 길수록 많은 에너지가 소모된다.

집중이란 순간에 집중이 되기도 하고 무심히 스치는 현상(現像) 속에서도 집중이 된다. 옥경(玉鏡)속에서 집중이 되면 짧은 시간에 이완이 되는 것을 느낄 수 있다.

이때에는 찬물과 더운물로 담금질을 하여 신체의 균형(均衡)을 유지한다. 사람의 몸은 감각 기관이 최고조로 발달 할 때 급격한 팽창과 긴장으로 이어지는 것을 느낄 수 있다. 이때에는 불과 같은 기운이 충천하게 되므로 조화로운 기운의 화합이 필요하다.

감각(感覺)이 최고조로 열릴 때에는 깊은 여정(旅程)을 갈 수 없다.

감각(感覺)이 다 열려도 한 모금의 냉수로 다시 원점(元點)으로 돌아갈 수가 있다.

긴장하는 기(氣)를 충전하여 성(城)을 쌓아 나아가면 좋다. 검(劍)을 쓰는 무사의 손은 항상 부드러운 기운을 가지고 있다. 즉 긴장과 이완의 반복 속에 검(劍)을 잡은 손에 편안한 기운을 넣어주어야만 올바른 패검(覇劍)이 가능하기 때문이다.

## 9. 도가밀종(道家密宗)의 초감각(超感覺)

감각(感覺)은 오감(五感)과 육감(六感)으로 나누어져 있으며 남여 사이에도 이 감각을 느끼게 된다. 오감(五感)이란 직접적으로 보고, 듣고, 느끼고, 맛보고, 냄새를 맡아서 종합적인 판단을 기억하는 것이다. 이러한 감각기관은 일상생활에서 필요로 하는 감각(感覺)이며, 인간이 살아가는데 있어서 가장 중요한 감각이라 할 수 있다. 수행자가 필요로 하는 것은 의식집중으로 집중처(集中處)를 찾아 자아(自我)를 찾는데 있다. 이 집중을 하게 되면 오감을 초월한 초(超)집중상태에 몰입하게 되어 자아(自我)와 모든 것이 하나로 합일(合一)되는 것을 느낄 수 있다.

남녀사이의 합일점에도 이러한 감각이 열리는 것을 알 수 있다. 사람과 사람사이에 쌓이는 감정의 시간에는 그다지 긴 시간이 필요하지 않다.

순수한 마음과 진실한 감정의 사랑이 바로 같은 공간 속에서 상생(相生)하는 초집중처(超集中處)를 찾을 수 있는 것이다.

## 10. 도가밀종(道家密宗)의 집중처(集中處)

### 1) 천안(天眼)

마음의 창이라라고 알려져 있는 눈은 매우 중요한 보배이다. 많은 사람들이 자기도 모르게 일상생활에서 순간적으로 의식이 집중되는 경우가 있다.

이때 자기도 모르는 사이에 양쪽 눈이 어느 한 부분에 고정이 되어 있는 것을 경험하였을 것이다. 우리 눈은 양쪽 눈으로 시야만 보는 것이 아니라 순간에 의식이 집중되어 양쪽 눈을 고정시키고 움직이지 못하게 하는 기능이 있다는 것을 짐작할 수 있다. 이것이 바로 천안(天眼)이며 혜안(慧眼)이 열리는 것이다.

이 혜안(慧眼)은 양쪽의 눈과 천안(天眼)이 하나가 되어 집중 되었을 때 자연적으로 집중이 되는 것을 알 수가 있다. 수행자는 항상 깨어있는 혜안이 열리기를 기원하고 있지만 얇고 어설픈 수행법으로는 절대로 이 길을 들어갈 수가 없다. 그러나 다음과 같은 올바른 수행법을 통하여 그 길을 쉽게 접근할 수 있다.

▶ 눈을 지그시 감고 의식의 눈인 천안(天眼)과 양쪽 눈으로 하나의 집중처(集中處)로 집중하게 되면, 그 순간부터 눈을 닫을 때까지 전혀 미동도 하지 않고 열려 있다는 것을 알 수 있다.

▶ 이때 양쪽 눈과 천안(天眼)이 삼각형의 형태를 이루게 된다.

이 수련법은 수행자들이 의식집중을 위하여 집중처를 찾는 경우에 자주 사용하는 수련법이다.

### 2) 천 수(千手)

몸의 감각기관인 천수(千手)의 장심(掌心)부위를 열어 기운을 안으로 불러들이고 밖을 보는 의식(意識)의 눈이다. 인간의 감각기관은 모든 모공을 활용하여 열기도 하지만 직접적으로 들어오고 나가는 길이 바로 이 천수(千手)의 눈이다. 천수(千手)의 눈은 수행자 의식의 눈이 아니라 감각의 눈으로 기운이 들어오고 나가는 수행법을 닦을 수 있다.

이 천수(千手)의 눈은 자연의 기운을 몸 안으로 불러들이는 역할을 하며, 이를 가장 쉽게 느끼는 신체의 일부분으로서 사용되기도 하기 때문에 절대로 소홀함이 없어야 하는 중요한 자리이다.

### 3) 천문(天門)

몸의 감각 기관은 어느 한정된 부분만 있는 것이 아니라 몸 전체로 모공(毛孔)을 열어 나가는 수련법이 있다. 이 비술은 천안(天眼)과 천수(千手), 용안천문(湧眼天門)을 동시에 열어 전체를 하나의 문(門)으로 변화시켜 자연의 순환진기를 받아들이는 것이다.

자연의 문(門)입구에서 전체를 열어라.

바람결과 지기(地氣)로 인하여 흔들림이 있을 것이다.

춤을 추어라 자연과 합일된 춤(舞)을 추어라.

마음의 문을 활짝 열어 천기와 지기를 마음껏 받아들이고 춤을 추어라.

## 11. 도가밀종(道家密宗)의 치유법(治癒法)

### 1) 28숙(二十八宿)

기(氣)의 순환고리인 기경팔맥(氣經八脈)과 혈(穴)자리를 찾아 흑백의 돌(石)을 구워내어 28宿의 순환자리로 나열한다.

기(氣)의 순환을 돕고 몸을 치유할 수 있는 이 석혈법(石穴法)은 도인법을 수련하는 자나, 호흡법을 수련하는 자가 기(氣)의 흐름이 원할 하지 않을 때 순환의 자리를 잡아주어 기(氣)가 바르게 조율되도록 하기 위함이다.

무가(武家)의 수행자는 자기 치유법인 석혈법(石穴法)을 활용하여 기(氣)의 원할 한 흐름을 유지하고, 몸이 균형감각을 고조화(高調化)시켜 신체의 내외(內外)를 닦아 나가야 한다.

석혈법은 흙과 같이 사용할 수 있으며 냉기와 온기로도 함께 사용 할 수 있다. 기(氣)의 흐름이 중(重)한 상채가 되면 적토(赤土)나 황토(黃土)를 진하게 섞어 냉(冷)과 온(溫)으로 데워서 신체전체부의를 감아 치유하기도 한다.

### 2) 독주(毒酒)

기(氣)의 흐름이 원할 하지 않은 수행자는 독주(毒酒)를 적정한 온도로 데워서 흡수를 하고 적토나 황토방에서 치료를 한다. 주기치유(酒氣治療)에는 토방안에 있는 항아리에 가득히 물을 담아 수시로 흡수를 하며 치유한다. 이때 수기(水氣)는 지장수(地藏水)나 약재를 우려낸 물로 신체내외(身體內外)를 세수하면서 기(氣)의 원할 한 흐름을 유지하도록 한다.

기(氣)의 순환을 돕는 약재를 활용하여 독주를 감가 수행자가 기(氣)의 흐름이 원할 하지 않을 때 약(藥)으로 흡수하게 하고 신체의 균형감각을 유지시킨다.

기(氣)의 흐름이 원할 하지 않거나 타박상을 입었을 경우에 독주로 치유가 가능하다.

## 12. 도가밀종(道家密宗)의 성적감응(性的感應)

인간은 지적능격의 향상으로 인하여 마음으로 대상을 주시하기도 하고 집중처(集中處)로의 여행이 가능하도록 발달하였다. 이는 하나의 점(點)으로 귀착되기도 하며 무한한 공간에 머무르기도 한다.

남여의 성적 감응에도 육체의 접촉(接觸)을 떠나 정신적 교육과 감응이 가능한 것이 인간이며 실체적(實體的)으로 접촉을 한 것과 같은 현상을 가져오기도 한다.

이런 연상법(聯想法)을 통하여 무한한 시공을 떠나 화두(話頭)로의 여행이 가능하며, 이성과의 연상법을 활용하여 실제적으로 감응을 하기도 한다.

특히 어감(語感)이 가지고 있는 감성에는 가슴 깊은 곳으로부터 감정을 이끌어 내어 하나로 동화(同化) 시키기도 하고, 시공을 뛰어넘어 결합이 가능하기도 하다.

어감(語感)이 가지고 있는 감성에는 성적 감응에 젖어 드는 작은 감성이 있는데 이로 인하여 누구나 시공에 상관없이 대상과 결합이 가능하며 어감의 성적 높낮이의 길을 깨닫게 되면 쉽게 들어갈 수 있는 여정이 생기기도 한다.

감성의 문을 여는 자는 공간과 시공에 관계없이 즐거움을 누릴 수 있다.

바늘이 떨어지는 소리도 천둥소리만큼이나 크게 들을 수 있고, 낙엽이 떨어지는 소리도 들을 수 있다. 작은 소리에 감응을 하게 되면 이성의 소리와 감응의 길을 찾을 수 있다.

## 13. 도가밀종(道家密宗)의 진원진기(眞元眞氣)

인간은 태어나면서 진원진기(眞元眞氣)를 가지고 태어난다. 이 진원진기는 인간의 태동과 더불어 인간의 가장 본성적인 성질을 나타낸다. 이 진원(眞元)이 삶을 지탱(支撐)하는 원소이며 인간의 정수(精髓)라 할 수 있다.

진원(眞元)이 가득한 성인의 성적성향이 배출구가 없게 되면, 항아리에 물이 가득 차듯이 기운이 넘쳐나는 것을 알 수 있다. 이성에 눈을 뜬 성인은 이로 인한 성적반응으로 인하여 과격한 행동과 불안정한 모습을 볼 수 있으며, 사회적으로 많은 문제점을 안고 있다는 것을 알 수 있다. 성인남녀의 신체는 균등한 리듬의 성적 그릇을 가지고 있다.

우리인간은 이 그릇의 진원진기를 가지고 일생을 살아가면서 진원을 사용하여 성장을 하고 사랑을 하게 된다. 그러므로 이 진원이 삶의 원소이며 생명을 이어가는 진원(眞元)인 것이다.

수행자가 기(氣)를 흡입하고 기(氣)를 충전(充塡)하는 것은, 그릇에 담긴 진원진기를 퍼내어 고갈된 진원진기를 다시금 채워 넣는 수행을 하는 것이다. 수행자는 기(氣)를 운기 하여 신체내외로 고루 보내어 진기(眞氣)를 다스리고 에너지로 활용하여 진화시켜 나가 신체의 균형을 조화시켜 대각(大覺)을 이루는 것이다.

# Ⅲ. 도가명상수행파(道家冥想修行派) - 2

## 1. 순수인간의식(純粹人間意識)

과거의 인류는 고대로부터 현재에 이르기까지 신에 의존한 삶을 살았다고 해도 과언이 아니다. 인류가 시작된 이래 인간은 종교에서 신의 존재에 대한 경외심과 많은 선지자(先知者)들에 의하여 미처 깨닫지 못한 부분을 종교라는 영역에 의지하여 왔다. 또한 인류 스스로가 지신으로부터의 영적 존재나 귀의처(歸依處)를 찾아 육신과 영혼을 안주(安住)하려는 삶을 구현해 왔다.

고대에는 부족을 이끌어 오던 선도자나 제사장(祭司長)들에 의해 부족의 운명이나 인간의 생명을 터부시하던 오랜 전통 속에서 문명이 발전하며, 신에 대한 영적귀의(靈的歸依)를 하며 삶을 지탱하여 왔다.

인간은 자연적 개체로서 보면 나약한 동물이다. 자기 스스로도 불신을 하며 가족이나 형제, 나아가 사회와 국가를 형성하고 인류의 꿈을 지향하는 목표를 가지고 살아가는 영(靈)적 동물이며, 그 삶의 생명을 신에 의지하며 살아간다.

21세기는 과학문명이 고도로 발전을 하여 인간이 넘지 말아야 영역으로 까지 침범하는 과오를 범하고 말았다.

예를 들어 게놈 프로젝트나 줄기세포 등의 고도로 진화하는 과학문명이 본래 인류의 고립세계(孤立世界)를 여는 결과를 스스로가 초래한 것이다. 인간이 인간의 생명(복제인간)을 태어나게 하고, 그 수요와 공급을 조율할 수 있는 절대적으로 넘지 말아야 할 선(線)을 침범한 것은 앞으로의 암울한 미래 사회를 나타내는 단초로 비추어진다. 그렇다면 미래사회에서는 가장 순수한 혈통을 가진 순수인간의 표상이 존중되고 이를 존엄(尊嚴)하는 시대가 도래 할 것이다.

지금까지는 미처 깨닫지 못한 인간이 신에 의존하며 살아왔지만, 앞으로 미래사회에서는 인간이 스스로의 수요와 공급을 조율하고, 삶을 이끌어가는 개인중심의 사회와 국가가 형성될 것이다. 다시 말해서 개인이 스스로 자기 중심처(自己中心處)로 수양의 도구로 삼아 수행과 더불어 자기를 이끌어가는 구심처(求心處)가 될 것이다. 반면 인류를 향한 순수인간의 존엄(尊嚴)과 혈통보전과 같은 인간이 할 수 없는 영역에서 한계에 부딪치는 결과를 낳게 될 수도 있다.

고도로 진화하는 인류는 스스로 고립하는 결과로 개인이 중심이 되는 순수인간 시대를 창조 할 것이다.

인류가 원초적으로 귀의(歸依)할 수 있는 자기성찰을 통하여 대자연과 우주를 향한 꿈은 순수인간을 지향하는 수양법이나 수행 등의 성찰을 통하여 궁극의 귀의처(歸依處)를 찾게 될 것이다.

도가명상수행파(道家冥想修行派)는 자기성찰을 수행하는 수행단체로서 자기 본연의 영성(靈性)을 각성하고 자연과 합일(合一)을 수행목적으로 하는 가장 순수(純粹)한 수행처(修行處)이다.

## 2. 개인수양(個人修養)

인간은 혼자일 때 가장 많은 사고(思考)를 할 수 있는 시간적 여유가 있다. 삶을 살아가면서 항상 가족과 주변 사회로 이어지는 인간관계의 순환 고리 로부터  벗어나지 못하고 그 테두리에 안에서 살고 있다고 할 수 있다. 일상적인 생활에서 인간 스스로 자기본연의 모습을 찾을 여유가 그리 쉽지만은 않다.

과중한 업무와 갈등으로 쉬지 않고 흐르는 물줄기처럼 끊이지 않는 일상생화속에서 자아를 잃은 채 지쳐가고 있다.

나 스스로 돌아보는 시간적 여유도 없이 일상생활에 쫓기어 스스로를 돌아 볼 틈도  없는 것이다. 도가밀종(道家密宗)의 의식공부와 수행법은 이러한 우리생활속에서 여유로운 마음으로 자기본연(自己本然)을 돌아보고, 스스로 수양의 도(道)를 닦아 맑고 밝은 마음을 유지하는 것이다. 또한 도가밀종(道家密宗)은 몸과 마음에 영적충만(靈的充滿)을 자기중심처(自己中心處)로 삼아 수양의 도(道)를 닦고 자기가 속한 테두리와 인류를 향한 낙원을 지향하는 꿈을 닦는 것이다.

## 3. 수양이완법(修養 弛緩法)

### 1) 묵정(默定)

도가명상(道家冥想)의 수양법에는 이완법(弛緩法)이 있다. 이완법에는 스스로 할 수 있는 이완법과 이성과 같이 할 수 있는 이완법으로 나누어져 있으며 고도로 집중할 수 있는 집중처로 이완법을 공부하기도 한다.

자기 스스로 하는 이완법에는 묵정(默定)을 통한 상태에서 깊은 깊은 호흡과 내면의 의식을 유도하여 신체의 전신과 마음속에 있는 각(門)의 고리를 여는 공부가 있다. 또한 신체표면에 일어나는 촉각의 느낌을 쫓아서 하는 행법(行法)이 있다. 다음은 행법을 설명한 것이다.

▶ 수행자는 심신의 안정을 취한다음 좌선을 한다. 깊은 호흡으로 마음과 육신에 긴장을 완화(緩和)하고 내면의 깊은 의식을 관(觀)한다.

▶ 수행자는 깊은 의식의 집중처로 내면의 의식을 천안(天眼)에 집중 한다. 천안의 밖에 좌선을 한 다음 입정(入頂)에 처한 자기형상을 의식의 길로 이끌어 좌, 우로 나누어진 양수(兩手)의 가운데 중심선 유도하여 전신으로 여행을 하는 과정을 연상한다.

▶ 수행자는 이상과 같은 공부(工夫)로 신체의 모든 과정을 통찰 할 수 있으며, 신체내외를 세수(洗髓)하는 깊은 의식세계로 입정할 수 있다.

## 4. 도가밀종(道家密宗)의 수양(修養)

도가밀종(道家密宗)의 수양은 의식체계의 수양과 실천적 행위를 수행하는 두 가지 철리(哲理)를 가지고 수행을 하고 있다. 수행은 의식과 무의식세계의 집중을 통하여 정신세계를 깨우치는네 주력을 하고, 영(靈)과 육신의 조화로움을 여는 수양의 공부에는 실천적인 행법과 인간본연의 근본적인 영성(靈性)을 깨우치는데 수행의 목적이 있다.

밀종(密宗)의 수행자는 정신적인 집중을 하여 몸과 마음의 변화를 일치시키고, 자연과 우주의 합일을 지향하는 철리로서 자기수양을 통하여 우주만물과 합일하는 수행을 하는 것이다.

밀종(密宗)수행자는 심신의 이완과 호흡을 통한 긴장완화와 흡기(吸氣)와 토납법(吐納法) 등으로 자연환경인 사계(四季)와 기운의 변화를 순리(順理)에 따라 몸과 마음을 일치화(一致化)시키는 훈련법이다. 이 훈련법을 통하여 자연의 순환에 맞추는 행법(行法)을 통하여 초(超)자연인으로 귀화(歸化)하는 것을 의미한다.

밀종(密宗)의 수양의식은 깊은 의식세계로의 여행(旅行)이며, 여러 형태의 수행법은 자기와 이성을 통한 결합과 이완법을 통하여 정신과 육체가 일치하는 의식의 집중처로 순환하는 수행의 행로(行路)를 밝혀준다.

인간의 감정은 이성과의 접촉을 통하여 긴장과 이완으로 나누어지면 신체적 반응 또한 깊은 안락과 정신적 여정(旅程)으로 나누어진다.

밀종(密宗)의 의식공부(意識工夫)는 정신을 초(超)집중하는데 필요한 많은 행법(行法)이 있다. 이 행법(行法)은 우리 인간이 가지고 있는 의식세계와 무의식세계의 광대한 의식세계를 깨우치는데 그 목적이 있으며, 수양과 수행을 통하여 깨달음을 얻는데 그 의의가 있다.

## 5. 현자(賢者)의 맥(脈)

도가밀종(道家密宗)의 수양법은 인간이 가지고 있는 가장 순수한 에너지의 집중처(集中處)로 순환하는 깊은 여정이다. 맑은 의식과 신체의 이완은 가장 순수한 결합과 이완을 할 수 있고 이성과의 합일된 정신세계는 순수에너지로 인하여 5배의 고조된 에너지가 활성 되어 넘쳐나는 것을 알 수 있다, 몸의 모든 문(門)이 열리고 기(氣)가 자유로이 유영(遊泳)을 하며 스스로 조율을 하고 이완하여 완전한 경계의 선경(仙境)에 이르게 된다. 이와 같이 순환하는 기(氣)의 열감(熱感)은 신체를 감싸 안으며 윤(輪)을 형성하여 임맥과 독맥을 따라 순환하고, 각기 자리하고 있는 의식의 문(門)을 활짝 열어 생기(生氣)를 불어 넣으며, 몸 안에 쌓여있던 폐기(廢氣)를 밖으로 방출시킨다. 이러한 일련의 현상으로 말미암아 맑은 의식이 깨어 내면의 깊은 환희를 느끼며 순환하는 기(氣)의 흐름을 느낄 수 있다.

수양자의 몸을 정화(淨化)하는 기(氣)의 순화는 수양자의 맑은 법신(法身)을 유지시키며, 마음은 고요한 묵정(默定)에 들게 하고 영(靈)과 육신(肉身)이 스스로 조화롭게 조율하는 것을 알 수 있다. 종국(終局)에는 우주와 합일된 일치감(一致感)을 느끼게 될 것이다. 자연과 합일된 영(靈)과 육신(肉身)의 조화로움은 무의식세계에 잠재하고 있던 초집중처(超集中處)의 축적된 기(氣)순환을 유도하게 되어 끊임없이 솟구치는 기(氣)의 충만감을 느낄 것이다.

## 6. 밀종삼보(密宗 三寶)

도가밀종(道家密宗)의 수행에는 삼보, 즉 精·氣·身: 身. 語. 心이 존재한다. 다시 말해서 마음과 육체, 언어를 통하여 의식을 정화(淨化)하는 것을 의미하는 것으로 서 삼보(三寶)를 합일(合一)하여 영(靈)을 일깨우는데 그 목적이 있다.

밀종의 수양에는 삼보(三寶)와 이성(異姓)을 통한 신체이완법과 결합법 등으로 이어지는 수양과 상대와 합일하여 궁극의 깨달음을 구현하는 지혜의 각성(覺醒)등으로 인간본연의 영역을 깨우칠 수 있다.

삼보와 더불어 순수의식으로 하여금 순환하는 영적중심처(靈的中心處)로 초월의 문을 넘어 지고지순한 의식의 귀의처(歸依處)가 완성된다.

무의식속에 잠재하고 있던 의식이 문을 열고 순수의식으로 합일하여 모든 경계의 벽을 넘어 순수인간의 영(靈)을 일깨워 궁극의 깨우침을 구현 할 수 있을 것이다.

## 7. 의식(意識)의 도형(圖形)

도가밀종(道家密宗)의 수행자들은 의식의 정점으로 집중할 수 있는 단계의 정점을 통한 수행을 하고 있다. 이 정점은 수행자가 집중을 하는 것을 도와 바로 의식세계로 이끌어가는 수행의 길을 제시하는 것이다. 이 정점은 수행자들에게 있어 깊은 내면의 의식으로 들어갈 수 있는 귀의처로 집중 할 수 있도록 유도하는 정점을 의미하는 것이다.

이 정점은 인간내면으로 깊고 깊게 영혼(靈魂)을 유도하고 순수의식과 자기중심처(自己中心處)로 향(向)하는 도형으로 전해져 오고 있다.

원(圓)의 도형(圖形)은 우주와 합일한 형태의 모습으로 시작과 끝의 정점에서 순환하는 고리로 이어지는 고정을 보여주고 있다. 이 정점(頂点)의 색(色)은 녹색(綠色)을 가지고 있으며 자연의 색을 바탕으로 인간의 눈을 보호하고 깊은 의식세계로 집중을 하게 된다.

수행자는 이와 같은 도형을 통해서도 의식세계로 집중을 할 수 있다. 특히 색(色)의 바탕은 자연색만이 인간의 눈을 보호할 수 있다.

## 8. 이완법(弛緩法)의 행로(行路)

도가밀종(道家密宗)의 결합과 이완법(弛緩法)은 이성과의 실천적인 행위를 통하여 자기성찰을 하는 수행법이다. 이성(異性)과의 신체접촉으로 정신집중과 감각을 운용하여 집중처로 순환하는 행법(行法)과 호흡을 활용하여 이성의 신체를 굴절(屈節)시키는 것과 같은 다양한 신체행위를 통하여 수행이 가능하다. 이는 다양한 신체행위를 통하여 몸의 근육을 이완하고 정신적인 합일로 이끌어 이성의 존재를 뛰어넘는 차원, 즉 우주와의 합일을 추구하는 궁극의 정점(頂点)을 닦는 수행법이다.

이성과의 결합은 의식세계에서 무의식세계로의 합일점을 찾는 여정(旅程)이며 마음과 몸의 모든 문을 활짝 열어 이성으로 하여금 궁극(窮極)에 도달하게 이끌어 가는 것이다.

수행자는 호흡을 통하여 몸의 긴장을 완화(緩和)하고 편안한 마음으로 천지(天地)에 눕는다. 땅은 깊은 호흡으로 하늘의 동선에 따라 몸을 이완(弛緩)한다.

쌍주(雙柱)를 들어올려 하늘은 향하여 뻗는다. 하늘은 쌍주(雙柱)를 잡아 대문(大門)을 활짝 열고 구릉(丘陵)에 걸터앉는다. 하늘의 천기는 구릉에 천승만기(天乘萬氣)하며 오르내린다. 땅은 활짝 열린 대문(大門)을 개폐(開閉)를 반복하여 천기가 오르내리는 구릉을 흡기(吸氣)한다. 하늘은 쌍주(雙柱)를 땅의 천문(天門)뒤로 들어올려 지천(地天)의 심연(深淵)이 땅의 천문을 향해 주시하게 한다. 하늘을 향하여 활짝 열린 땅의 문(門)을 보고 뜨거운 열풍과 차가운 냉풍을 이용하여 구릉을 촉촉이 적신다. 땅의 쌍주를 하늘의 마음 앞으로 180도 돌려 마음을 향해 내관하게 한다. 하늘은 땅의 심연(深淵)을 향하여 향기(香氣)를 방출한다. 땅은 하늘의 천기(天氣)를 향하여 땅기운의 향기를 보낸다. 하늘은 땅의 심연(深淵)에 올라 걸터앉아 태산에 입정(入頂)하여 구름을 쫓는다. 이 이완법은 이성과의 합일로 마음에서 우러나는 행법(行法)을 공부(工夫)할 때 할 수 있는 수행법이며, 이러한 행법(行法)을 무리하게 하면 신체의 굴절(屈節)과 압박감(壓迫感)에 의하여 신체가 부담을 느낄 수 있다. 모든 행법(行法)에는 가슴에서 우러나는 진실한 사랑을 배려하는 마음에서 해야 하며, 이성(異性)과의 결합과 이완으로 하여금 바르게 알고 행하여야지만 비로소 궁극(窮極)을 향한 행로(行路)를 걸을 수 있을 것이다.

이완법은 깊은 호흡과 신체의 리듬을 조절하여 하며, 급격한 신체의 변화를 요구한다든지 강한 압박감(壓迫感)을 주게 되면 꼭 무리가 뒤따르게 된다. 이 이완법은 부드럽게 진행 되어야 하며, 바르게 알고 행하는 수련법이 되어야 한다.

수행자가 바르게 알고 행법(行法)을 하면 이성과의 진실한 수행을 하게 되며, 우주와 합일하는 궁극의 정점(頂点)에 오를 수 있다.

이 수행법은 바르게 알고 행해야 무리가 가지 않는 행법임을 명심해야 한다.

## 9. 진원호흡(眞元呼吸)

도가밀종(道家密宗)의 진원호흡(眞元呼吸)은 가장 기본적인 생명의 대지(大地)를 만드는 호흡법(呼吸法)이다.

진원호흡은 내적의 깊은 곳까지 호흡을 이르게 하여 신체내의 열(熱)로서 생명(生命)의 자리를 잉태(孕胎)함으로써 모든 생명의 뿌리가 되는 대지(大地)를 생명의 근원으로 삼는 것이다. 대지의 시원(始原)이 되는 생명의 자리에 생명을 잉태할 수 있는 비를 내려 줌으로써 대지가 생명을 잉태할 수 있는 디전을 주는 것이다.

진원호흡은 내부의 열(熱)로서 의 온도(溫度)와 잉태(孕胎)를 할 때의 열(熱)을 상승시켜 외부와 내적 온도가 맞게 함으로써 깊은 생명의 시원호흡자리를 할 수 있다

## 10. 천음(天音)

마음을 집중한 상태에서 수행자의 귀에 천음(天音)이 들어옴으로서 밝은 소리를 듣게 된다. 평상심(平常心)으로 한쪽 귀에 집중하여 천음을 듣게 되며 자연에서 일어나는 소리를 내면 깊숙이 새겨들어 파장(波長)을 즐길 수 있음을 의미한다.

3. 7. 21. 36등의 숫자에 맞추어 수련에 정진하게 되면 자연스럽게 천음(天音)의 소

리가 밝게 들릴 것이다.

附言 > 身體弛緩法과 結合法은 嫡傳弟子에 限하여 傳授 한다.

저자 약력

장 재 이(張在利)
용인대학교 유도학과 졸업
경희대학교 교육대학원 졸업(교육학 석사)
(필리핀) 아라네타 대학교 대학원 졸업(교육학 박사)
현) 선문대학교 국제무도경호학부 교수
충남 체육회 이사
충남 용무도협회 회장
대한 유도회 중앙심의 위원

최 종 균(崔鍾均)
용인대학교 동양무예학과 졸업
일본체육대학 대학원 졸업(체육학 석사)
용인대학교 대학원 졸업(체육학 박사)
현) 선문대학교 국제무도경호학부 교수
경찰경호무도전공주임교수
한국대학합기도경기연맹 전무이사
한국 전통 쥬신무예 창시위원회 책임연구원장

김 영 섭(金榮燮)
현) 선문대학교 경찰경호무도전공 겸임교수로서 한민족 전통 마상무예협회를 창립하여, 한국 전통무예의 일가(一家)를 이루었다. 특히 전통무예의 도제(徒弟)교육을 실현하고 있는 유일한 가문으로 알려져 있으며, 마상무예와 전통도검문화의 복원을 통한 전통무예의 보급에 헌신하고 있다.
현) 한민족 전통마상무예·격구 협회 회장
세계기사(騎射)연맹 의장
한국 전통 쥬신무예 창시위원회 의장

**도가 명상 수행파(道家 冥想 修行波)**

발 행 2008년 10월 7일 1쇄
공 저 장재이, 최종균, 김영섭
발행인 김 봉 태
발행처 선문대학교 출판부
아산캠퍼스 336-708 충청남도 아산시 탕정면 갈산리 100
전화 (041)530-2114 / Fax. (041)530-2979
정가 10,000원
ISBN 978-89-8423-631-8 12690